U0216584

《妇产科护理学实验及仿真模拟教学》编委会

主　编 茅　清

副主编 林文华　林海蓉　戴嘉喜

编　者（以姓氏笔画为序）

王兰英　（厦门医学院附属第二医院）

李　琰　（福建医科大学附属厦门弘爱医院）

吴亚乖　（厦门医学院附属第二医院）

茅　清　（厦门医学院）

林文华　（厦门大学附属第一医院）

林巧丽　（厦门大学附属妇女儿童医院）

林海蓉　（厦门医学院附属第二医院）

罗　琼　（厦门医学院）

郭玉萍　（厦门大学附属妇女儿童医院）

谢玉梅　（厦门医学院附属第二医院）

蔡红侠　（厦门大学附属第一医院）

颜艺鹭　（厦门医学院）（兼秘书）

戴嘉喜　（厦门医学院）

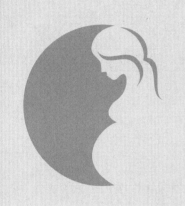

妇产科
护理学实验及
仿真模拟教学

茅清 ／ 主编

厦门大学出版社
XIAMEN UNIVERSITY PRESS

国家一级出版社
全国百佳图书出版单位

图书在版编目(CIP)数据

妇产科护理学实验及仿真模拟教学/茅清主编.—厦门:厦门大学出版社,2020.6
ISBN 978-7-5615-7789-9

Ⅰ.①妇…　Ⅱ.①茅…　Ⅲ.①妇产科学－护理学－高等学校－教学参考资料
Ⅳ.①R473.71

中国版本图书馆 CIP 数据核字(2020)第 089024 号

出 版 人	郑文礼
责任编辑	陈进才　黄雅君

出版发行 厦门大学出版社

社　　址	厦门市软件园二期望海路 39 号
邮政编码	361008
总　　机	0592-2181111　0592-2181406(传真)
营销中心	0592-2184458　0592-2181365
网　　址	http://www.xmupress.com
邮　　箱	xmup@xmupress.com
印　　刷	厦门集大印刷厂

开本	787 mm×1 092 mm　1/16
印张	7.25
字数	186 千字
版次	2020 年 6 月第 1 版
印次	2020 年 6 月第 1 次印刷
定价	29.00 元

本书如有印装质量问题请直接寄承印厂调换

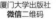

厦门大学出版社
微信二维码

厦门大学出版社
微博二维码

前　言

　　《妇产科护理学实验及仿真模拟教学》是根据护理学、助产学专业的发展趋势，围绕本科应用型人才培养目标，以学生为中心，以专业核心能力培养为导向进行编写的的。

　　本教材共有妇产科专科基本技能实验项目 22 个，高仿真模拟教学项目 6 个。按照正常产前护理、产时护理、产褥期护理、阴道助产及妇科护理五个模块循序渐进。每一个项目从案例导入与思考、实验目的、实验准备、实验内容与步骤、健康教育与注意事项等方面进行全面训练。实验内容紧扣人才培养方案，体现妇产科专科实践技能特色，培养学生专科基本技能操作能力，同时把职业素养和人文关怀融入其中，并注重对学生的临床思维、独立思考和解决问题的综合应用能力进行培养。

　　由于时间仓促，遗漏和错误在所难免，敬请广大读者批评指正。

厦门医学院　茅清

2020 年 4 月 30 日

目　　录

实验一　宫高与腹围测量

一、案例导入与思考

王女士，28 岁，因"G_1P_0，孕 36 周"今日来门诊常规产检。该孕妇既往健康，孕期未出现阴道出血、腹痛等异常情况。结合本案例，作为产科门诊护士，思考：

1. 对该孕妇应进行哪些方面的护理评估？
2. 评估孕妇健康史时，评估内容有哪些？
3. 身体评估的方法和内容有哪些？
4. 针对检查结果，如何进行健康教育？

二、实验目的

1. 能运用所学知识正确完整采集孕妇健康史信息。
2. 能熟练完成宫高、腹围的测量。
3. 进一步核实孕周，初步判断胎儿生长发育状况，估计胎儿体重。
4. 能运用沟通技巧为孕妇进行健康教育指导。

三、实验准备

（一）评估孕妇

评估健康史：年龄、职业、既往史、月经史、手术史、家族史、配偶健康状况、孕产史、此次妊娠情况、与妊娠有关的日常生活史等。评估核实孕周。

（二）检查前准备

1. 环境准备：干净整洁，光线适中；关闭门窗，拉上围帘，调节室温至 24～28℃。
2. 护士准备：着装整洁、规范，指甲已修剪，洗手，冬天检查前手预热。
3. 孕妇准备：核对孕妇信息，与孕妇沟通，解释检查目的、操作流程。嘱其检查前排空膀胱。
4. 物品准备：检查床、皮尺、模拟孕妇/孕妇服装、孕妇半身模型等。

四、实验内容与步骤

1. 备齐用物到检查床边，核对孕妇信息。
2. 向孕妇解释检查目的与内容，取得配合。
3. 注意保护孕妇隐私，必要时用围帘或屏风遮挡。
4. 协助孕妇上检查床，取仰卧屈膝位，头部稍垫高，暴露腹部，双腿略屈曲、稍分开，使腹肌放松。
5. 检查者站立于孕妇右侧，摸清宫底高度，皮尺一端（零点/起点）置于耻骨联合上缘中点，将皮尺沿腹壁拉伸，测量经肚脐至宫底的弧形长度，读数值并记录宫高，以厘米（cm）为单位。告知孕妇测得的宫高数据及是否在正常范围（图 1-1）。

6. 用皮尺经脐绕腹部一周，读数为所测得的腹围值，以厘米（cm）为单位记录。告知孕妇测得的腹围数据及是否在正常范围。

7. 协助孕妇整理衣裤及下床。

8. 操作后整理用物，将物品归位，洗手，记录检查结果。

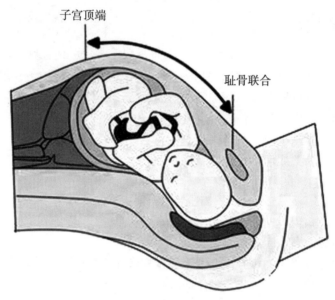

图 1-1　宫高、腹围测量

五、健康教育

1. 宫高和腹围随妊娠周数增加而相应增加，不同妊娠周期的子宫底高度及子宫腹围长度参考值见表 1-1。

表 1-1　不同妊娠周数的子宫底高度及子宫腹围长度参考值

妊娠周数	手测宫高	尺测宫高/cm	尺测腹围/cm
12 周末	耻骨联合上二至三横指		
16 周末	脐耻之间		
20 周末	脐下一横指	18（15.3～21.4）	82（76～89）
24 周末	脐上一横指	24（22.0～25.1）	85（80～91）
28 周末	脐上三横指	26（22.4～29.0）	87（82～94）
32 周末	脐与剑突之间	29（25.3～32.0）	89（84～95）
36 周末	剑突下二横指	32（29.8～34.5）	92（86～98）
40 周末	脐与剑突之间或略高	33（30.0～35.3）	94（89～100）

2. 根据宫高腹围测量数据，告知孕妇是否正常。

3. 预测胎儿体重：胎儿体重（以 g 为单位）≈宫高（以 cm 为单位）×腹围（以 cm 为单位）＋200。

4. 营养指导：嘱孕妇合理饮食，多食水果、蔬菜、粗粮，保证钙、铁等微量元素的摄取。

5. 休息与活动：嘱孕妇进入妊娠中晚期后尽量采取左侧卧位休息，避免长时间仰卧和右侧卧位，以免影响子宫胎盘血液循环而造成胎儿宫内窘迫，以及加重右侧输尿管及肾盂积水。

6. 妊娠期自我监护：教会孕妇在家自我监测胎动的方法，以及时了解胎儿在宫内的安危状况。

7. 性生活指导：妊娠后 1～3 个月及分娩前 3 个月应适当减少或避免性生活，以防流产、早产及感染。

8. 按时进行产前检查，有任何异常现象应及时就诊，勿随意服药或自行治疗。

9. 临近预产期，告知孕妇分娩先兆、临产后入院应携带用物、办理住院流程等注意事项。

六、注意事项

1. 注意保护孕妇隐私和保暖，测量数字要准确。

2. 注意观察腹形及大小。腹部过大、宫底高度大于妊娠月份者，则考虑双胎妊娠、巨大儿、羊水过多的可能；而腹部过小、宫底过低者，应考虑胎儿宫内发育迟缓或孕周推算错误的可能性；腹部两侧向外膨出且宫底位置较低，子宫横轴直径较纵轴长者，多为肩先露；尖腹或悬垂腹者，伴有骨盆狭窄的可能。

3. 正常情况下，宫底高度在孕满 36 周时最高，至孕足月时略有下降。

考核评分标准见表 1-2。

表 1-2　宫高与腹围测量操作技能考核评分标准

项　目		要　求	标准分
素质要求		着装规范、整洁，举止端庄，指甲已修剪，洗手，戴口罩	5
操作前准备		环境准备：光线充足，温度适宜，拉上围帘	5
		物品准备：治疗盘内（卷尺、笔、产检卡、模拟孕妇模型等）	5
		孕妇准备：检查前排空膀胱	5
操作过程	核　对	备齐用物到检查床边，核对孕妇信息，解释检查目的、操作流程	5
	孕妇准备	协助孕妇上检查床，取屈膝仰卧位，暴露腹部，注意保暖	5
	宫高测量	站于孕妇右侧，用皮尺测量从耻骨联合上缘中点经肚脐至宫底的弧形距离，值为宫高	15
		报告宫高检查结果并解释是否正常	5
	腹围测量	用皮尺以脐水平绕腹部一周，测量腹围值	15
		报告腹围检查结果并解释是否正常	5
操作后处理		再次核对孕妇信息，洗手，记录，将物品归位，垃圾分类处理	10
健康教育		能根据孕妇不同情况做相应的健康教育内容指导	10
综合评价		具有良好的沟通技巧，关爱孕妇，操作熟练	10
总　分			100

（茅　清　颜艺鹭）

实验二　产科四步触诊、胎心听诊

一、案例导入与思考

王女士，28岁，因"G_1P_0，孕30周"来医院门诊常规产检。该孕妇既往健康，孕期未出现阴道出血、腹痛等异常情况。结合本案例，请为其进行腹部四步触诊并思考：

1. 对孕妇应进行哪些方面的护理评估？
2. 如何评估孕妇的胎产式、胎先露及胎方位？
3. 如何进行腹部四步触诊？
4. 如何针对产前检查结果进行健康教育？

二、实验目的

1. 能熟练完成腹部四步触诊、胎心听诊。
2. 能运用所学知识正确评估胎产式、胎先露、胎方位。
3. 能运用沟通技巧为个案进行健康教育指导。

三、实验准备

(一) 评估孕妇

评估健康史：了解孕妇年龄、月经史、停经史，评估核实孕周，了解孕期胎动情况等。

(二) 检查前准备

1. 环境准备：干净整洁，光线适中；关闭门窗，拉上围帘，调节室温至24～28℃。
2. 护士准备：着装整洁、规范，指甲已修剪，洗手，冬天检查前手应预热。
3. 孕妇准备：核对孕妇信息，与孕妇沟通，解释检查目的、操作流程。检查前排空膀胱。
4. 物品准备：检查床、孕妇模型、传统木质胎心听诊器、多普勒胎心听诊器、胎心监护仪等。

四、实验内容与步骤

1. 核对孕妇信息，与孕妇沟通，解释检查目的、操作流程，协助孕妇上检查床。
2. 协助孕妇摆好检查体位，即屈膝仰卧位。孕妇仰卧在检查床上，头部稍垫高，暴露腹部并放松，双腿略屈曲分开。操作者站立于孕妇右侧，观察腹部大小、形状，有无妊娠纹、水肿及手术疤痕等。
3. 四步触诊法：
第1步：检查者面向孕妇头侧进行检查。触诊腹部，了解子宫轮廓外形，评判胎产式；双手置于宫底部，手测宫底高度，估计胎儿大小与妊娠周数是否相符；然后以两手指腹相互交替轻推，判断宫底部的胎儿部分。若硬而圆且有浮球感，则为胎头；若软而宽且形状略不规则，为胎臀。

第2步：检查者双手分别置于孕妇腹部两侧，一手固定，另一手轻轻深按进行检查，两手交替，分辨胎背及胎儿四肢的位置。若触及平坦饱满，则为胎背，并确定胎背向前、侧或后方；若触及可变形的高低不平部分，则为胎儿肢体，若感胎儿肢体活动，更易诊断。

第3步：检查者右手拇指与其余四指分开，置于孕妇耻骨联合上方，握住胎先露部，判断先露是胎头或胎臀，左右推动以确定是否衔接。若胎先露部仍浮动，表示尚未入盆；若已衔接，则胎先露部不能被推动。

第4步：检查者面向孕妇足端。两手分别置于胎先露部的两侧，朝骨盆入口方向向下深按，再次核对胎先露部，并判断胎先露部入盆的程度。若胎儿先露部为胎头，在两手分别下按的过程中，一手可顺利进入骨盆入口，另一手则被胎头隆起部阻挡不能顺利进入，该隆起部称胎头隆突。枕先露时，胎头隆突为额骨，与胎儿肢体同侧；面先露时，胎头隆突为枕骨，与胎背同侧，但多不清楚（图2-1）。

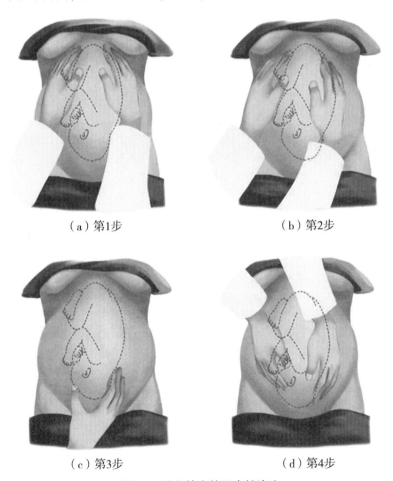

（a）第1步　　　　　　　　　　　　（b）第2步

（c）第3步　　　　　　　　　　　　（d）第4步

图2-1　胎位检查的四步触诊法

（资料来源：谢幸，苟文丽. 妇产科学 [M]. 第8版. 北京：人民卫生出版社，2015：175-181.）

告知孕妇胎儿大小、胎方位是否正常及胎先露是否入盆。

4. 胎心听诊：

胎心在靠近胎背上方的孕妇腹壁处听得最清楚。进行四步触诊，确定胎背位置。检查者站于孕妇右侧进行检查，听诊时面向孕妇头侧。枕先露时，胎心在脐右（左）下方听得最清楚；臀先露时，胎心在脐右（左）上方听得最清楚；肩先露时，胎心在靠近脐部下方听得最清楚（图 2-2）。

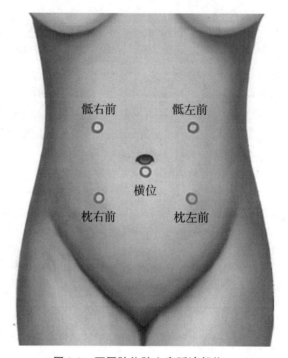

图 2-2　不同胎位胎心音听诊部位

（资料来源：谢幸，苟文丽. 妇产科学［M］. 8 版. 北京：人民卫生出版社，2015：175-181.）

5. 协助孕妇下床，整理衣裤。

6. 操作后整理用物，将物品归位，洗手，记录检查结果。

五、健康教育

1. 根据腹部检查结果，告知孕妇胎儿大小、胎位、胎心音情况是否正常。

2. 指导孕妇合理饮食、控制孕期体重。

3. 指导孕妇按时进行产前检查，合理安排休息与活动，注意个人卫生。

4. 妊娠期自我监护：教会孕妇在家自我监测胎动的方法，以及时了解胎儿在宫内的安危状况。

5. 性生活指导：妊娠 1～3 个月及分娩前 3 个月应适当减少或避免性生活，以防流产、早产及感染。

6. 若妊娠 30 周后胎方位仍为臀先露，应宣教纠正胎位异常方法及注意事项，如膝胸卧位方法及注意事项。

六、注意事项

1. 操作过程中应关爱孕妇，注意人文关怀，保护孕妇隐私，做好保暖措施。
2. 检查时体位及手法要正确，动作轻柔。
3. 检查者站于孕妇右侧进行检查，前 3 步面向孕妇头侧，第 4 步面向孕妇足端。
4. 在产科腹部四步触诊法检查过程中若发现异常，需谨慎再次检查并汇报医生，必要时做 B 超检查以协助诊断，向孕妇及家属解释，消除其紧张焦虑情绪。
5. 胎心听诊检查有异常者，建议孕妇放松休息后复查，并汇报医生是否需要进一步做胎心监护仪检查。

考核评分标准见表 2-1。

表 2-1　四步触诊、胎心听诊考核评分标准

项　目		要　求	标准分
素质要求		着装规范、整洁，举止端庄，指甲已修剪，洗手，戴口罩	5
操作前准备		环境准备：光线充足，室温适宜，拉上围帘	5
		孕妇准备：与孕妇沟通交流操作目的，嘱其排空膀胱	5
		用物准备：检查床、传统木质胎心听诊器、多普勒胎心听诊器、胎心监护仪等	5
操作过程	孕妇准备	孕妇取仰卧屈膝位，暴露腹部	5
	第一步	检查者位于孕妇右侧，面向孕妇头部，了解子宫外形并摸清子宫底高度，双手置于子宫底部，触诊判断子宫底部的胎儿部分	10
	第二步	检查者双手置于孕妇腹部两侧，一手固定，另一手轻轻深按触摸，两手交替进行，仔细判断胎背及四肢的位置	10
	第三步	检查者拇指与其他四指分开，置于孕妇耻骨联合上方握住先露部，判断先露部是胎头还是胎臀，并左右推动评估先露部是否入盆	10
	第四步	检查者面向孕妇足端，两手分别放于胎先露两侧，轻轻深按，再一次核对胎先露，并确定先露部入盆的程度	10
	胎心音听诊	站于孕妇右侧，根据上述检查结果，于靠近胎背上方的孕妇腹壁处听取胎心音	10
操作后处理		再次核对孕妇信息，将物品归位，垃圾分类处理，洗手，记录	10
健康教育		能根据孕妇不同情况做相应的健康教育内容指导	5
综合评价		具有良好的沟通技巧，关爱孕妇，操作熟练	10
总　分			100

（茅　清　颜艺鹭）

实验三　骨盆外测量

一、案例导入与思考

王女士，39 岁，因"G_2P_1，孕 24 周"今日来门诊常规产检。既往于 2015 年行剖宫产术，本次妊娠期间未出现阴道出血、腹痛等异常情况。临床诊断为：G_2P_1，孕 24 周，宫内妊娠，瘢痕子宫。结合本案例，请为其进行骨盆外测量并思考：

1. 应该对该孕妇进行哪些方面的护理评估？
2. 如何进行骨盆外测量？
3. 围绕产前检查结果应进行哪些健康教育指导？

二、实验目的

1. 能熟练完成骨盆外测量。
2. 能运用所学知识正确评估骨盆大小。
3. 能运用沟通技巧为个案进行健康教育指导。

三、实验准备

（一）评估孕妇

评估健康史：了解孕妇年龄、孕产史、既往疾病史等情况；评估身高、步态等身体状况。

（二）检查前准备

1. 环境准备：干净整洁，光线适中；关闭门窗，拉上围帘，调节室温至 24～28℃。
2. 护士准备：着装整洁、规范，指甲已修剪，洗手，冬天检查前手预热。
3. 孕妇准备：核对孕妇信息，与孕妇沟通，解释检查目的、操作流程，嘱孕妇检查前排空膀胱。
4. 物品准备：检查床、骨盆测量器、骨盆模型等。

四、实验内容与步骤

1. 核对孕妇信息，与孕妇沟通，解释检查目的、操作流程，协助孕妇上检查床。
2. 髂棘间径：孕妇取伸腿仰卧位，测量两髂前上棘外缘间的距离。正常值为 23～26 cm ［图 3-1 （a）］。
3. 髂嵴间径：孕妇取伸腿仰卧位，测量两髂嵴外缘间最宽的距离。正常值为 25～28 cm ［图 3-1 （b）］。
4. 骶耻外径：孕妇取左侧卧位，左腿屈曲，右腿伸直，测量第五腰椎棘突下凹陷处（相当于髂嵴后连线中点下 1～1.5 cm 处，或米氏菱形窝的上角）至耻骨联合上缘中点的距离，正常值为 18～20 cm ［图 3-1（c）］。

5. 坐骨结节间径或出口横径：孕妇取仰卧位，双手抱双膝，使两腿向腹部弯曲，测量两坐骨结节内缘间的距离，正常值为 8.5～9.5 cm；也可用检查者的手拳估测，能容纳成人横置手拳则属正常；若小于 8 cm 应加测出口后矢状径 ［图 3-1（d）］。

6. 耻骨弓角度：用两拇指尖斜着对拢，置于耻骨联合下缘，两拇指平放在耻骨降支上，两拇指间的角度为耻骨弓角度。正常值为 90°，小于 80° 为异常 ［图 3-1（e）］。

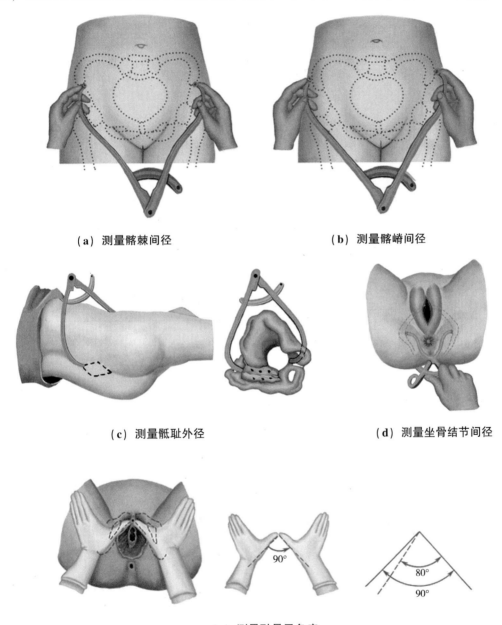

（a）测量髂棘间径　　　　　　　　　　　（b）测量髂嵴间径

（c）测量骶耻外径　　　　　　　　　　　（d）测量坐骨结节间径

（e）测量耻骨弓角度

图 3-1　骨盆外测量

（资料来源：谢幸，荀文丽. 妇产科学 ［M］. 8 版. 北京：人民卫生出版社，2015：175-181.）

7. 协助孕妇下床，整理衣裤。

8. 操作后整理用物，将物品归位，洗手，记录检查结果。

五、健康教育

1. 根据骨盆检查数据，告知孕妇各条径线是否正常，分娩期能否正常分娩还取决于胎儿、产道、产力及精神心理因素。

2. 指导孕妇合理饮食、控制体重，告知妊娠期自我监护方法及内容。

3. 性生活指导：妊娠 1~3 个月及分娩前 3 个月适当减少或避免性生活，以防流产、早产及感染。

4. 按时产前检查，有任何异常现象应及时就诊，勿随意服药或自行治疗。

5. 瘢痕子宫者应于预产期前一周入院待产。

六、注意事项

1. 关爱孕妇，冬天检查注意保暖，注意保护孕妇隐私。

2. 检查时应指导孕妇采取合适体位，骨性标志定位及测量要准确。

3. 当测量发现数值有异常时应慎重，重复测量，并向孕妇解释骨盆异常对分娩的可能影响，分娩期能否正常分娩还取决于胎儿、产力及精神心理因素，减轻孕妇焦虑情绪。

4. 要了解孕妇身高、骨盆、第一胎分娩情况，综合评判骨盆情况。

操作技能考核评分标准见表 3-1。

表 3-1　骨盆外测量考核评分标准

项　目		要　求	标准分
素质要求		着装规范、整洁，举止端庄，指甲已修剪，洗手，戴口罩	5
操作前准备		环境准备：光线充足，室温适宜，有屏风遮挡	5
		孕妇准备：沟通交流操作目的，嘱其排空膀胱	5
		用物准备：模型、模拟孕妇、骨盆外测量器	5
操作过程	髂棘间径	孕妇体位：伸腿仰卧；测量两侧髂前上棘外缘的距离，正常值为 23~26 cm	15
	髂嵴间径	孕妇体位：伸腿仰卧；测量两侧髂嵴外缘间最宽距离，正常值为 25~28 cm	15
	骶耻外径	孕妇体位：右腿伸直，左腿屈曲，测量第五腰椎棘突下到耻骨联合上缘中点的距离，正常值为 18~20 cm	15
	出口横径	孕妇体位：屈腿抱膝，测量坐骨结节间的距离，正常值为 8.5~9.5 cm	15
操作后处理		再次核对孕妇信息，将物品归位，垃圾分类处理，洗手，记录检查结果	5
健康教育		能根据孕妇不同检查情况做相应的健康教育内容指导	5
综合评价		具有良好的沟通技巧，关爱孕妇，操作熟练，骨性标志定位准确	10
总　分			100

（茅　清）

实验四　胎心监护

一、案例导入与思考

王女士，28岁，因"G_1P_0，孕36周"来门诊常规产检（胎心监护）。作为产科门诊护士，请为其进行胎心监护并思考：

1. 对该孕妇应进行哪些方面的护理评估？
2. 如何识别高风险的胎心监护情况？
3. 针对胎心监护结果，如何进行健康教育？

二、实验目的

1. 熟练掌握胎儿胎心监护的检查前准备。
2. 熟练掌握胎心监护的基本操作技能。
3. 通过胎心基线率水平、胎心基线变异、周期性胎心改变来综合判断胎儿储备能力，评估胎儿宫内安危情况。
4. 能对孕妇进行健康评估和健康教育。

三、实验准备

1. 环境准备：干净整洁，光线适中；关闭门窗，拉上围帘，调节室温至24～28℃。
2. 护士准备：着装整洁、规范，洗手，双手搓至温暖，指甲已修剪。
3. 孕妇准备：检查前排空膀胱，如无禁忌，可适当进食。
4. 物品准备：胎心监护仪、耦合剂、腹带、纸巾、快速手消毒液等（图4-1）。

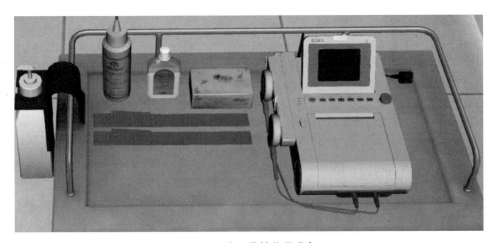

图4-1　胎心监护物品准备

四、实验内容与步骤

（一）评估孕妇

1. 核对孕妇信息，解释操作目的、流程。

2. 评估孕妇孕周、胎方位、胎动、胎儿个数及本次妊娠状态，有无高危因素等。

3. 了解孕妇自理能力、耐受能力以及腹部皮肤情况。

（二）连接胎心监护仪

1. 连接电源，检查胎心监护仪运行是否正常。

2. 取合适的体位（仰卧位、半卧位、侧卧位、坐位），适当暴露腹部。

3. 进行四步触诊，确定胎背及宫底位置。

4. 在胎心监护仪的胎心探头上涂抹耦合剂，用胎心探头找到胎心最强处用腹带固定，如为宫缩应激试验，将宫缩压力探头放置在宫底下三横指处（宫缩探头不能涂耦合剂），并用腹带固定。如有胎动计数钮，将其交给孕妇，嘱其胎动时按之。

5. 将宫缩数值归零，打开走纸开关，进行描记。观察胎心、宫缩曲线情况。

6. 监测 20 min，视胎心、胎动及监测情况决定是否延长监护时间。

7. 监护过程中观察走纸是否正常及孕妇有无不适。

（三）操作后处置

1. 监测完毕后，取下探头，协助孕妇擦净腹部耦合剂，取合适体位，整理床单位。

2. 打印监护报告。

3. 关闭监护仪开关，拔除电源，擦拭、消毒探头，将物品归位。

4. 洗手、记录。

五、健康教育

1. 指导孕妇自我监测胎动，于早、中、晚固定时间各数 1 h，每小时胎动多于 3 次，反映胎儿情况良好。若胎动减少，或长时间持续胎动，提示可能发生胎儿宫内缺氧，应及时就医。

2. 指导孕妇识别临产征兆，如有见红、阴道流水、腹痛等症状应及时就医。

3. 指导孕妇加强营养，注意含蛋白质、铁、钙等膳食的添加。

六、注意事项

1. 胎心监护利用超声波的原理，连续观察胎心与胎动、宫缩的关系，评估胎儿宫内情况，对胎儿无影响；胎心探头上涂耦合剂，宫压探头不涂耦合剂。

2. 孕妇在进行胎心监护前应避免处于饥饿状态，并排空膀胱，胎心监护过程中取舒适体位，注意保暖和保护隐私。

3. 有胎动按钮时应教会孕妇自觉胎动时按胎动按钮的方法，指导其及时记录胎动。

4. 注意孕妇有无不适、探头是否脱落、腹带松紧度是否合适、仪器走纸是否正常、图纸描记线是否连续。

5. 在胎心监护过程中应关注胎心率的变化，如有异常，应及时报告医生。

考核评分标准见表 4-1。

表 4-1　胎心监护考核评分标准

项　目		要　求	标准分
素质要求		着装规范、整洁，举止端庄，指甲已修剪，洗手，戴口罩	5
操作前准备		环境准备：光线充足，温度适宜，拉上围帘	5
		物品准备：胎心监护仪、耦合剂、腹带、纸巾、快速手消毒液	
		核对孕妇信息，评估孕周、胎方位、胎动、胎儿个数及本次妊娠状态，有无高危因素等；了解孕妇自理能力、耐受能力以及腹部皮肤情况；与孕妇沟通，解释操作目的、操作流程，嘱孕妇检查前排空膀胱，如无禁忌，可适当进食	5
操作过程	核　对	再次核对孕妇	5
	步骤一	连接电源，检查胎心监护仪运行是否正常	5
	步骤二	协助孕妇取合适的体位（仰卧位、半卧位、侧卧位、坐位），适当暴露腹部	5
	步骤三	进行四步触诊，确定胎背及宫底位置	5
	步骤四	在胎心监护仪的胎心探头上涂耦合剂，用胎心探头找到胎心最强处放置，将宫缩压力探头放置在宫底，并用腹带固定。如有胎动计数钮，将其交给孕妇，嘱其胎动时按钮	20
	步骤五	将宫缩数值归零，打开描记开关，进行描记。观察胎心、宫缩曲线情况，监测 20 min，视胎心、胎动及监测情况决定是否延长监护时间	10
	步骤六	监护过程中观察走纸是否正常、胎心率的变化、孕妇有无不适	10
操作后处理		监测完毕后，取下探头，协助孕妇揩净腹部耦合剂，取舒适体位，整理床单位；打印监护报告；关闭监护仪开关，拔除电源；将物品归位；洗手，记录	10
健康教育		内容正确，操作熟练	5
综合评价		具有良好的沟通技巧，关爱病人，操作熟练，动作准确到位	10
总　分			100

（李　琰）

实验五 缩宫素静滴与监护

一、案例导入与思考

丁女士，29 岁，G_4P_1，以"停经 41^{+1} 周，要求入院待产"，于 2019 年 6 月 1 日 8：00 入院。查体：T 36.2℃，P 84 次/分，R 18 次/分，BP 100/60 mmHg。产科检查：腹围 90 cm，宫高 34 cm，预计胎儿体重 3.0 kg，骨盆外测量正常，胎位 LOA，未入盆，胎心 140 次/分，10 min 一次宫缩，宫口开 1 cm，胎膜未破，先露头 S^{-3}。12：00 查宫口开 3 cm，先露头 S^{-2}，宫缩弱，30″/5′～6′，胎心 138 次/分，胎膜已破，羊水清。14：00 查宫口开 3 cm，先露头 S^{-2}，宫缩弱，30″/5′～6′，胎心 146 次/分，羊水清，报告医生后遵医嘱予继续观察。16：00 查宫口开 3 cm，先露头 S^{-2}，宫缩弱，30″/5′～6′，胎心 142 次/分，羊水清。

结合本案例，作为产房护士，思考：

1. 能否对该孕妇进行缩宫素静脉滴注？
2. 应该对孕妇进行哪些方面的护理评估？
3. 简述缩宫素的药理作用及其适应证。

二、实验目的

1. 熟练掌握缩宫素滴注引产的适应证及禁忌证。
2. 能按医嘱熟练、准确、安全用药。
3. 能正确评估缩宫素静滴过程中孕妇及胎儿的情况。

三、实验准备

（一）评估孕妇

1. 健康史：了解本次妊娠情况、有无缩宫素滴注引产禁忌证、既往孕产史等。
2. 身心评估：
①评估胎位、胎心、宫缩、胎先露、宫口扩张情况。
②观察孕妇生命体征、饮食情况。
③评估孕妇精神心理状态。
3. 辅助检查：用多普勒仪、电子胎儿监护仪监测胎儿宫内情况。

（二）用药前准备

1. 护士准备：着装整洁、规范，修剪指甲并洗手，戴好口罩。
2. 环境准备：干净整洁，安静舒适；室温保持在 24 ～ 28℃，相对湿度为55％～65％。
3. 孕妇准备：嘱孕妇排空膀胱。

4. 物品准备：治疗车、输液泵、胎心监护仪、高危标记。输液用品包括生理盐水 500 mL 1 瓶、10 U 的缩宫素 1 支、10 mL 生理盐水 1 支、输液器 1 个、留置针 1 个、无菌敷贴 1 片、1 mL 注射器 1 支、5 mL 注射器 1 支、无菌治疗盘、弯盘、棉签、安尔碘、胶布、止血带，标签均在有效期内，以及锐器盒、生活垃圾桶、医疗垃圾桶等。

四、实验内容与步骤

（一）评估孕妇

1. 双人核对医嘱、药品，核对孕妇信息。

2. 行阴道检查，评估孕妇宫口扩张程度、胎先露、胎方位、胎膜是否破裂、羊水性状等，确认无缩宫素滴注引产禁忌证。

3. 测量孕妇体温、脉搏、呼吸、血压，向其解释操作目的并取得配合。

（二）静脉置管

1. 核对孕妇手腕带信息及床头卡与输液卡信息一致。

2. 协助孕妇取舒适卧位。

3. 安装输液泵，调整 0.5% 缩宫素滴速为 4 滴/分，备用。

4. 静脉置管：用 5 mL 注射器抽取 5 mL 生理盐水，接留置针，排空空气，静脉置管并固定完好。

5. 连接输液器乳头于留置针上。

6. 一手触诊子宫监测宫缩，于宫缩间歇时以另一手启动输液泵开始输液，4 滴/分为宜。

7. 再次核对信息，将醒目高危标记贴于输液瓶上。

（三）宫缩及胎心调整滴速

1. 专人看护，持续胎心监护，触诊子宫，密切监测宫缩、胎心、血压及产程进展情况。

2. 根据宫缩调整输液滴数，每 15 min 调整一次滴速，每次增加 4~8 滴/分（1~2 mU/min）为宜，最大剂量不超过 60 滴/分（20 mU/min）。维持宫缩时宫腔内压力达 50~60 mmHg，宫缩间隔 2~3 min，持续 40~60 s。

3. 调整滴速至出现宫缩间隔 2~3 min，持续 40~60 s 为宜。

4. 对于缩宫素不敏感者，可酌情增加缩宫素剂量。

（四）持续母婴监护

1. 缩宫素静滴期间，持续进行胎心电子监护，观察宫缩，及时评估胎心变化情况，根据宫缩情况及时调整滴速。

2. 每 2 h 监测血压、心率 1 次。

3. 使用专门记录单，每 15 min 记录胎心、宫缩情况，药液滴速、浓度及主诉。

4. 专人负责观察产程、胎心、宫缩情况，定时做好阴道检查并记录。

（五）发生以下情况应减慢滴速或停药及时处理

1. 10 min 内宫缩≥5 次、宫缩持续 1 min 以上或胎心率异常。

2. 子宫异常压痛，血尿。

3. 对药物敏感，出现心慌、胸闷、气急、恶心、呕吐、寒战及休克，心率加快或心律紊乱等不适症状，予抗休克抗过敏治疗。

4. 发生宫缩过强处理方法：立即停止缩宫素点滴，报告医生，更换输液管道，并保持静脉通路，必要时给予镇静剂或硫酸镁抑制宫缩。

（六）整理

操作后将物品归位，垃圾分类处理，洗手，记录。

五、健康教育

1. 注意避免长时间的仰卧位，鼓励并协助孕妇取自由体位、左侧卧位、坐位或采取自觉舒适的体位。

2. 嘱孕妇宜进清淡易消化食物。

3. 指导孕妇放松，宫缩时可配合呼吸减痛以减轻疼痛，做好孕妇的心理护理。

4. 协助孕妇排尿并观察尿量。

六、注意事项

1. 遵医嘱正确使用缩宫素，专人护理。

2. 剂量准确，以最小剂量达到最有效宫缩为原则。

3. 用于引产或者催产时，需在严密监护下进行。

4. 严格掌握适应证。

5. 严密观察子宫收缩情况，按宫缩情况逐渐调节滴速，切忌一次性大量输入缩宫素，以免引起强直子宫收缩。

6. 一旦出现强直宫缩或药物不良反应，应立即停药，及时处理。

7. 由于缩宫素有抗利尿作用，水的重吸收增加，可出现尿少，因此需警惕水中毒。

考核评分标准见表5-1。

表 5-1　缩宫素静滴与监护考核评分标准

项　目	要　求	标准分
素质要求	着装规范、整洁，举止端庄，指甲已修剪，洗手，戴口罩	5
操作前准备	环境准备：光线充足，温度适宜	3
	孕妇准备：排空膀胱，安置在待产床上	
	物品准备：备齐用物，放置有序	4
评　估	评估宫缩情况、胎心情况、宫口扩张程度、先露高度、胎先露情况、胎膜有无破裂、羊水性状等	10
操作过程	核　对　双人核对医嘱、药品，核对孕妇信息	5
	安置体位　协助取舒适卧位	3
	静脉置管　标记清楚	2
	静脉置管　使用留置针	4
	静脉置管　固定得当	1
	静脉置管　于宫缩间歇开始输注	4
	观察与调整　触诊子宫监测宫缩	5
	观察与调整　根据宫缩情况正确调整滴速	3
	观察与调整　评估胎心监护情况	4
	记录与检查　正确记录	2
	记录与检查　密切观察产程，定时进行阴道检查并记录	2
	停药与监护　掌握停药指征	5
	停药与监护　紧急停药，处理及时得当	5
	整理、记录　及时整理	5
	整理、记录　准确记录	5
操作后处理	再次核对孕妇信息	3
	洗手，记录	2
	将物品归位，垃圾分类处理	3
健康教育	内容正确，操作熟练	5
综合评价	具有良好的沟通技巧，关爱孕产妇，操作熟练，无菌观念强	10
总　分		100

（林巧丽）

实验六　产时会阴清洁与消毒

一、案例导入与思考

张女士，28岁，G_1P_0，孕40周，宫内妊娠，LOA，单活胎，临产后宫缩规律有力，产程进展顺利，宫口已开全。

此时，护理人员应如何做好接产的准备工作？

二、实验目的

1. 掌握接产准备时间、内容与方法。
2. 具有实施会阴清洁与消毒基本操作的能力。
3. 能够指导产妇正确运用腹压。

三、实验准备

（一）评估产妇

1. 评估产妇身心状况、宫口是否开全、胎心是否正常、羊水量及性状、宫缩强度及频率，以及产妇是否已学会正确使用腹压等情况。
2. 产妇是否参加孕妇学校学习，评估分娩合作程度。

（二）实验准备

1. 环境准备：干净整洁，光线适中；关闭门窗，拉上围帘，调节室温至24～28℃。
2. 护士准备：着装整洁、规范，指甲已修剪。
3. 产妇准备：核对产妇信息，嘱产妇检查前排空膀胱。解释产时会阴清洁与消毒目的、产程经过、分娩可能出现的不适等。鼓励产妇进食进水，保存体力，增强产妇分娩信心。
4. 物品准备：治疗车1辆，快速手消毒液1瓶，无菌包1个（内装弯盘2个、卵圆钳或镊子4把），无菌干纱布罐1个，20%肥皂液棉球罐1个，0.5%碘伏棉球罐1个，无菌持物筒1个，无菌持物钳1把，冲洗壶1个（内置1000 mL温开水），一次性垫巾2块。

四、实验内容与步骤

1. 查对、解释：推治疗车至产床边，站在产妇右侧，再次核对产妇信息，解释操作目的及配合方法。
2. 协助产妇取适宜体位：臀下铺一次性垫巾，协助产妇脱去裤子，取膀胱截石位，充分暴露会阴部，做好保暖措施。
3. 会阴擦洗：站在产妇两腿之间，用第1把卵圆钳（或镊子）夹取干净的蘸有肥皂水的棉球（或纱布），再将棉球或纱布递给第2把卵圆钳（或镊子），用第2把卵圆钳

（或镊子）擦洗外阴部。擦洗原则：先上后下、由内到外。将擦洗污染后的第 2 把卵圆钳（或镊子）丢弃。

4. 会阴冲洗及擦干：预先调试水温在 40～41℃，先用腕部尺侧试水温。用第 1 把卵圆钳（或镊子）夹取干纱布，按中间→外侧→中间顺序冲洗会阴部，冲水过程中要询问孕妇感觉，最后再次冲洗小阴唇中间部位，取第 3 把干净卵圆钳夹取无菌纱布递交给第 1 把卵圆钳（或镊子），擦干会阴部水分，弃掉第 1 把卵圆钳（或镊子）。冲洗原则：中间→外侧→中间。擦干原则：先内后外，由上而下。

5. 会阴消毒：取第 4 把干净卵圆钳（或镊子）夹取 0.5％碘伏棉球消毒会阴部，顺序：阴道前庭→小阴唇→大阴唇→阴阜→左右大腿内上 1/3→会阴体→臀部→肛周→肛门（图 6-1）。将擦洗后的卵圆钳（或镊子）丢弃（消毒原则：先内后外，由上而下，消毒范围不超过肥皂水擦洗范围）。

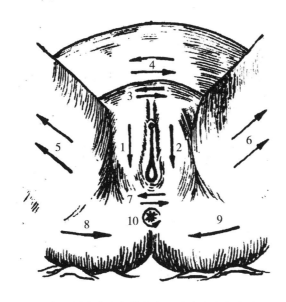

注：图中数字与箭号表示消毒顺序与方向。

图 6-1　产时会阴消毒

（资料来源：金庆跃，许红. 妇产科护理技术实训［M］. 北京：人民军医出版社，2015：15.）

6. 更换臀垫，整理用物，洗手。用物按消毒技术规范要求处理。准备铺巾接生。

五、健康教育

1. 指导产妇正确运用腹压。

2. 指导减轻疼痛方法，减轻产妇分娩紧张焦虑。

3. 指导产妇在操作过程中不要抬高臀部，以免冲洗液流入后背，双手不能触碰消毒过的区域。

六、注意事项

1. 操作前告知产妇会阴冲洗与消毒的目的、方法，以取得配合。
2. 注意保护产妇隐私，并做好保暖措施。
3. 冲洗水温在 40～41℃。
4. 擦洗与消毒时注意呈叠瓦状，不留间隙，消毒范围不能超出擦洗范围。
5. 操作过程中注意观察宫缩情况、羊水性状及胎心音变化。

考核评分标准见表6-1。

表 6-1　产时会阴清洁与消毒考核评分标准

项　目		要　求	标准分
素质要求		着装规范、整洁，举止端庄，指甲已修剪，洗手，戴口罩	5
操作前准备		环境准备：光线充足，温度适宜，拉上围帘	5
		物品准备：无菌包1个（内装弯盘2个、卵圆钳4把），无菌干纱布罐1个，20％肥皂液棉球罐1个，0.5％碘伏棉球罐1个，无菌持物筒1个，无菌持物钳1把，冲洗壶1个（内置1000 mL温开水），一次性垫单1块，无菌治疗巾1块	
		产妇准备：核对，评估病情，解释操作目的，嘱其排空膀胱	5
操作过程	核　对	再次核对信息，操作者站于产妇右侧或产妇两腿之间	5
	孕妇准备	铺一次性臀垫，产妇取膀胱截石位，充分暴露外阴，注意保暖	5
	肥皂水清洁	原则：先上后下，由内到外	15
	会阴冲洗	中间→外侧→中间	15
	会阴消毒	原则：先内后外，由上而下。阴道前庭→小阴唇→大阴唇→阴阜→左右大腿内上1/3→会阴体→臀部→肛周→肛门	20
操作后处理		再次核对产妇信息，将物品归位，垃圾分类处理，洗手，记录	10
健康教育		内容正确，操作熟练	5
综合评价		具有良好的沟通技巧，关爱产妇，操作熟练，无菌观念强	10
总　分			100

（罗　琼）

实验七　铺产台

一、案例导入与思考

王女士，28 岁，G_1P_0，孕 40 周，宫内妊娠，LOA，单活胎，临产后宫缩规律有力，产程进展顺利，胎头已拨露，产时会阴擦洗与消毒已完成，准备接生。此时，助产人员应如何做好接产准备工作？并思考：

1. 应重点评估什么项目？
2. 铺产台时用物摆放次序、位置如何？

二、实验目的

1. 熟练掌握铺产台方法与健康教育方法。
2. 能按照无菌原则实施铺产台操作。
3. 能有效沟通，操作过程中体现人文关怀。

三、实验准备

（一）评估产妇

1. 评估产妇产力、产道、胎儿情况，产程进展情况及接生时机；评估产妇心理精神状态以及是否已学会使用腹压情况。

2. 产妇是否参加孕妇学校学习，评估分娩合作程度。

（二）实验准备

1. 环境准备：干净整洁，光线适中；关闭门窗，拉上围帘，调节室温至 24～28℃，湿度 50%～60%。

2. 护士准备：着装规范整洁，指甲已修剪，外科洗手，穿无菌手术衣，戴无菌手套。

3. 产妇准备：核对产妇信息，评估产力、产道、胎儿情况，产程进展情况及接生时机。向产妇解释铺产台的目的，以取得积极配合。介绍产程经过、时间、可能出现的不适，增强产妇分娩信心。嘱产妇排空膀胱。

4. 物品准备：

① 治疗车 1 辆、一次性吸痰管 1 根、无菌手套 2 双、10 mL 一次性注射器 1 支、可吸收性外科缝线 1 条、无菌持物钳 1 把、无菌持物筒 1 个。

② 产包 1 个（从上至下依次为：手术衣、垫单、脚套、洞巾、治疗巾 3 块、纱布 6 块）。

③ 器械包 1 个（弯盘 1 个、聚血器 1 个、止血钳 3 把、卵圆钳 1 把、脐带剪 1 把、持针器 1 把、洗耳球 1 个）。

④ 新生儿处理包 1 个（弯盘 1 个、止血钳 1 把、脐带剪 1 把、纱布 3 块、气门芯

2 个、脐带卷 1 个、棉签 2 根）。

四、实验内容与步骤

1. 检查物品消毒时间，治疗车上物品摆放有序，携至产床边，站在产妇右侧，再次核对产妇信息，向其解释操作目的及配合方法。

2. 铺产台前准备：接生者按无菌原则进行外科刷手，取屈肘手高姿势进入分娩间。

3. 助手打开产包外包布，接生者穿无菌手术衣，戴无菌手套，检查产包内消毒指示剂是否达到消毒标准。

4. 铺臀下垫单：按正确方法为产妇铺臀下垫单。

5. 穿两侧腿套：按顺序先穿右侧裤腿，再穿左侧裤腿。

6. 铺洞巾并置保护会阴巾：铺无菌洞巾遮盖腹部、阴阜及肛门，显露外阴。取治疗巾一块置于会阴部，用于保护会阴。

7. 产台用物摆放：打开器械包，在产台左上角按接生使用顺序从右至左摆放洗耳球 1 个、血管钳 2 把、脐带剪 1 把、聚血器 1 个。

8. 辐射台用物摆放：辐射台左上角从右到左摆放套气门芯的血管钳、脐带卷 1 个、棉签 2 根、纱布 3 块、弯盘 1 个。

9. 整理产包用物，清点纱布块，准备接生。

五、健康教育

1. 指导产妇分娩时的用力方法及配合要点，正确运用腹压。
2. 指导产妇双手不能触碰消毒过的区域。

六、注意事项

1. 注意无菌原则、铺巾顺序，铺洞巾时注意暴露会阴部。
2. 注意产台上用物放置合理，符合无菌原则，方便使用。
考核评分标准见表 7-1。

表 7-1　铺产台考核评分标准

项　目		要　求	标准分
素质要求		着装规范、整洁，举止端庄，指甲已修剪，洗手，戴口罩	5
操作前准备		环境准备：光线充足，温度适宜，关闭门窗	5
		物品准备：产包、器械包、新生儿处理包等	
		产妇准备：核对，评估产程进展情况，解释操作目的，嘱其排空膀胱	5
操作过程	核　对	再次核对产妇信息	5
	孕妇准备	铺一次性臀垫，产妇取膀胱截石位，暴露外阴，注意保暖	5
	按顺序铺无菌单	检查产包的消毒日期，助手打开产包外包布	5
		按外科手术要求洗手消毒，穿手术衣，戴无菌手套	5
		巡回护士协助接产者穿手术衣，并打开产包内包布	5
		检查产包内的消毒指示卡是否达到标准	5
		操作者站在产妇两腿之间或产床右侧	5
		操作者将底单的上侧反折，双手置于反折部分内，嘱产妇抬起臀部，将底单平铺于产妇臀下，反折部分盖住肛门	5
		将无菌腿套分别套在孕妇的左、右腿上（先套近侧腿，再套远侧腿），在近腹股沟处反折	5
		将双层治疗巾折叠，上下错开，平铺于产妇腹部及阴阜部	5
	整理产台	将无菌物品和器械按操作顺序先后置于产台左侧	5
		双人准确清点台上纱布、器械并记录	5
	铺新生儿辐射台	将一块无菌巾、新生儿毛巾分别铺于预热的新生儿辐射台上	5
操作后处理		等待接生，注意与产妇沟通，注意宫缩和胎心	5
健康教育		指导产妇配合宫缩，正确运用腹压	5
综合评价		具有良好的沟通技巧，关爱产妇，操作熟练，无菌观念强	10
总　分			100

（罗　琼）

实验八　正常接产技术

一、案例导入与思考

王女士，29 岁，G_1P_0，孕 40 周，宫内妊娠，LOA，单活胎，胎膜已破，宫口已开全，已进行会阴冲洗与消毒并铺好产台，准备接生。结合本案例，作为产房助产士，请思考：

1. 如何指导产妇正确使用腹压？
2. 如何适当保护会阴？
3. 如何为该产妇接生？

二、实验目的

1. 掌握适时保护会阴的方法，避免产妇会阴严重裂伤。
2. 掌握分娩机转，独立完成正常自然分娩的接产工作。
3. 能运用沟通技巧为个案进行健康教育指导。

三、实验准备

（一）评估产妇
1. 评估产妇的精神状况、合作程度，做好沟通，取得配合。
2. 了解产程的进展情况、宫缩情况、胎儿情况。
3. 评估产妇有无胎膜早破、阴道流血等，有无合并症及并发症。

（二）操作前准备
1. 环境准备：干净整洁，光线适中；关闭门窗，必要时用围帘或屏风遮挡；调节室温至 24～28℃。
2. 护士准备：着装整洁、规范，指甲已修剪，外科洗手，穿无菌手术衣，戴无菌手套。
3. 产妇准备：核对产妇信息，与产妇沟通，解释分娩过程、接生流程，取得配合。
4. 物品准备：产包（无菌敷料包和无菌器械包）、新生儿复苏器械与用物［复苏气囊、大小面罩、各种型号气管插管、新生儿低压吸引器、吸痰管、新生儿喉镜、脐静脉插管用物、胎粪吸引管、肾上腺素 1 mg/mL 1 支、10 mL 生理盐水 1 支、100 mL 生理盐水 1 袋（瓶）、各种规格的空针各 1 支、氧气备用状态］、新生儿辐射暖台提前打开预热。

四、实验内容与步骤

（一）接产准备
1. 核对产妇信息。

2．体位：产妇取舒适的分娩体位。

3．会阴消毒，铺无菌操作台。

4．评估会阴条件、胎方位、骨盆情况等。

5．指导产妇使用腹压，配合宫缩按自主意愿屏气用力，及时给予产妇正性回馈以增强其信心。

（二）接产

1．正确手法接生：接产者在胎头拨露接近着冠时，右手持一接生巾，内垫纱布，适时保护会阴（接生者右肘支在产床上，右手拇指与其余四指分开，利用手掌大鱼际肌保护会阴部）。左手在宫缩时协助胎头俯屈，用力适度，使胎头以最小径线（枕下前囟径）在宫缩间歇时缓慢地通过阴道口，此时应指导产妇适时用力和哈气。胎头双顶径娩出后，额、鼻、口、颏顺次娩出，挤出口鼻腔分泌物。不要急于娩肩，等待胎头复位和外旋转，在下次宫缩时，协助娩出前肩或后肩，顺势娩出胎儿（图8-1）。

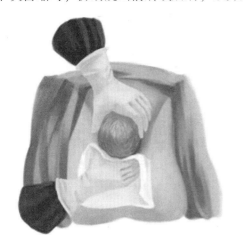
（a）保护会阴，协助胎头俯屈

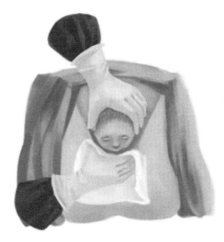
（b）协助胎头仰伸

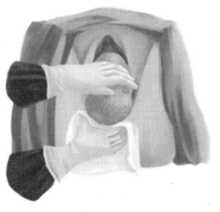
（c）助前肩娩出

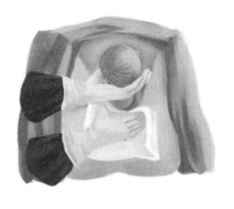
（d）助后肩娩出

图8-1　接产步骤

（资料来源：谢幸，苟文丽．妇产科学［M］．8版．北京：人民卫生出版社，2015：175-181．）

2. 新生儿处理：清理呼吸道分泌物后，立即将新生儿置于母亲腹部，用提前预热的干毛巾，彻底、全面、有力地擦干新生儿全身（5 s 内启动，30 s 内完成），移去湿毛巾，新生儿取俯卧位，头偏向一侧，盖上干毛巾，戴上小帽，行母婴肌肤接触。

3. 断脐：待脐动脉搏动消失后（出生后 1～3 min），更换手套（如果是同一位助产士结扎脐带，建议戴 2 副手套），将气门芯或脐带夹夹在脐带根部 0.5 cm 处，用 2% 碘酊消毒脐带断端（详见实验九）。

4. 将计血量盆置于产妇臀下计量出血量，观察胎盘有无剥离征象，如胎盘已剥离，助手可轻压腹部子宫底处协助胎盘娩出。当胎盘娩出至阴道口时，接产者用双手握住胎盘（如为胎儿面应翻转成母体面），向一个方向旋转，缓慢向外牵拉，协助胎盘胎膜完整剥离娩出。胎盘胎膜娩出后，按摩子宫刺激其收缩，减少出血。检查胎盘、胎膜及脐带。

5. 检查软产道并缝合：仔细检查会阴、小阴唇内侧、尿道口周围、阴道及宫颈有无裂伤，若有裂伤应及时缝合并准确评估出血量。

6. 整理用物，清点纱布及器械。再次核对产妇信息，协助产妇取舒适体位，整理床单位，垃圾分类，洗手，记录。

五、健康教育

1. 操作前：解释此项操作的目的，取得产妇的理解与配合，嘱其排空膀胱。
2. 操作中：注意与产妇沟通，指导配合方法，保持放松状态。
3. 操作后：若流血多，肛门有坠胀感或切口疼痛剧烈，应及时告诉医护人员。

六、注意事项

1. 操作前做好沟通，取得产妇的配合；嘱其排空膀胱，必要时行导尿术。
2. 操作中注意保暖和隐私保护，注意人文关怀。
3. 操作者应遵循自然分娩理念，不宜过早、过多地干预产程。
4. 接产过程中应严密观察宫缩和胎心，及时评估母儿状况，适时接产。
5. 初产妇宫口开全、经产妇宫口开大 3～4 cm 时，应做好接产准备工作，如调整产床角度，产时外阴清洁、消毒等。
6. 胎儿胎位正常，嘱其选择自己感觉舒适的体位进行自主屏气用力；胎儿胎位异常时根据具体情况给予指导。
7. 协助娩出胎盘时，不应在胎盘未完全剥离前用力按压子宫和用力牵拉脐带，以免发生拉断脐带甚至造成子宫内翻。如在娩出过程中发现胎膜部分断裂，可用止血钳将断裂上端的胎膜全部夹住，再继续向原方向旋转，直至胎膜完全排出。
8. 接产过程中应严格遵循无菌操作规程。

考核评分标准见表 8-1。

表 8-1 正常接产技术考核评分标准

项　目		要　求	标准分
素质要求		着装规范、整洁，外科洗手，穿无菌手术衣，戴无菌手套	5
操作前准备		环境准备：光线充足，温度适宜，关好门窗，注意隐私，必要时用围帘或屏风遮挡	5
		物品准备：产包（无菌敷料包和无菌器械包）、碘伏棉球、10 mL 注射器 1 支、1％利多卡因、0.9％生理盐水、一次性无菌注射针等	
		产妇准备：核对，评估孕妇的情况，解释操作目的，嘱其排空膀胱	5
操作过程	核　对	再次核对产妇信息	5
	产妇准备	产妇取舒适的分娩体位，指导产妇正确使用腹压	5
	阴道检查	评估会阴条件、胎方位、骨盆情况等	10
	物品整理	清点器械纱布，摆放好物品	5
	保护会阴	胎头拨露接近着冠时，右手持一接生巾，内垫纱布，适时保护会阴，左手在宫缩时协助胎头俯屈，间歇时缓慢地通过阴道口	10
	协助胎儿娩出	胎头双顶径娩出后，额、鼻、口、颏顺次娩出，挤出口鼻黏液和羊水，等待胎头复位和外旋转，在下次宫缩时，协助娩出前肩或后肩，顺势娩出胎儿	10
	新生儿处理	略（清理呼吸道、断脐、新生儿检查）	5
	胎盘娩出	将计血量盆置于产妇臀下计量出血量，识别剥离征象（口述），协助胎盘娩出，检查胎盘、胎膜及脐带	5
	检查软产道并缝合	仔细检查软产道有无裂伤，若有裂伤应及时缝合	5
操作后处理		再次核对产妇信息，清点纱布及器械，整理用物。协助产妇取舒适体位，整理床单位，将物品归位，垃圾分类处理，洗手，记录	5
健康教育		内容正确，操作熟练	10
综合评价		具有良好的沟通技巧，关爱产妇，操作熟练，无菌观念强	10
总　分			100

（王兰英）

实验九　新生儿即时护理

一、案例导入与思考

陈女士，29 岁，G_1P_0，孕 40 周临产入院。入院后次日晨 6 时顺娩一男婴，出生时 Apgar 评分 10 分，体重 3000 g。结合本案例，作为产房助产士，思考：

1. 新生儿出生时应进行哪些方面的护理评估？
2. 新生儿初步复苏的内容有哪些？
3. 新生儿的即时处理方法是什么？

二、实验目的

1. 掌握新生儿即时评估方法。
2. 熟练完成新生儿即时护理。
3. 了解新生儿即时护理的最新循证信息。

三、实验准备

（一）评估新生儿

1. 了解分娩情况。
2. 快速评估孕周、羊水、心率、呼吸、肌张力、反射、皮肤颜色等情况。
3. Apgar 评分，新生儿外观评估（有无畸形，身高体重）。

（二）检查前准备

1. 环境准备：环境安全、舒适，室温调节至 26～28℃。
2. 助产士准备：着装规范，戴口罩，洗手，接生者断脐前更换无菌手套。
3. 产妇准备：与产妇做好沟通，解释新生儿皮肤早接触的意义。
4. 物品准备：新生儿复苏物品、脐带夹或气门芯、无菌手套 1 双、5％聚维酮碘、新生儿腕带、大毛巾 2 条、新生儿帽子 1 个、新生儿辐射台（需提前预热）。

四、实验内容与步骤

（一）一般照护

1. 擦干：快速、全面地擦干新生儿全身。
2. 保暖：在母婴接触过程中应注意保暖，以温暖的大毛巾覆盖新生儿身体并戴上帽子。
3. 信息确认与记录：与产妇共同确认新生儿性别，佩戴手、脚双腕带。检查新生儿头部产瘤大小，眼、口、鼻、耳有无畸形，肩颈部、躯干部、四肢、手、脚、会阴有无畸形，有无肛门等。
4. 盖新生儿脚印及产妇拇指手印，建立新生儿病历及登记其他信息。

（二）专科照护

1. 呼吸道处理：快速评估，进行 Apgar 评分。如哭声或肌张力差，应立即断脐，置新生儿仰卧鼻吸位于辐射台上（图 9-1）。用吸耳球或吸痰管清除新生儿口、鼻腔的黏液和羊水，之后迅速擦干新生儿身上的羊水和血迹，撤除湿巾，重新摆正体位。当呼吸道黏液和羊水已擦净但仍无哭声时，可用手快速摩擦新生儿背部或躯体两侧，亦可轻弹足底以诱发呼吸。新生儿大声啼哭，表示呼吸通畅。

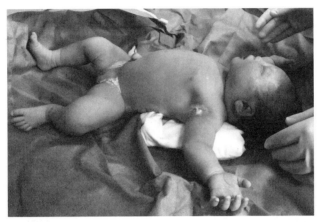

图 9-1　仰卧鼻吸位

2. 母婴肌肤接触：出生 2 h 内，尽量保持母婴肌肤接触，接触期间推迟任何常规性操作，如测量体重和身长、常规查体等。

3. 关注新生儿寻乳行为，协助完成第一次母乳喂养。

4. 脐带处理：待脐动脉搏动消失后（出生后 1~3 min），更换手套（如果是同一位助产士结扎脐带建议戴 2 副手套），将 2 个无菌气门芯套于一把直血管钳上或准备好脐带夹。在距脐带根部 1~1.5 cm 处钳夹脐带；在距第一把血管钳 2~3 cm 处用另一把血管钳再次钳夹脐带，在两钳之间，紧靠套有气门芯的血管钳外端剪断脐带；将气门芯或脐带夹夹在脐带根部 0.5 cm 处。用 5% 聚维酮碘消毒脐带断端（图 9-2）。

5. 新生儿眼部护理。

6. 肌内注射维生素 K_1。

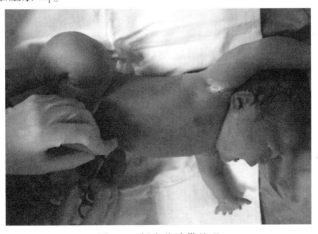

图 9-2　新生儿脐带处理

（三）整理与记录

助产士操作后将物品归位，器械、垃圾分类处理，洗手，将检查结果与相关内容填写在新生儿记录单上。

五、健康教育

1. 新生儿娩出后，应尽早与母亲皮肤进行接触（图9-3）。向产妇讲述母婴皮肤早接触、目光交流的意义。早接触的好处包括：保持体温，促进母乳喂养，增进母子的感情交流，促进激素分泌，促进宫缩和胎盘娩出，帮助新生儿建立免疫屏障。不主张处理胎脂和出生 24 h 之内沐浴。

2. 指导早吸吮，新生儿出现喂养信号时（流口水、张嘴、舔舌等），即鼓励母亲开始喂养。

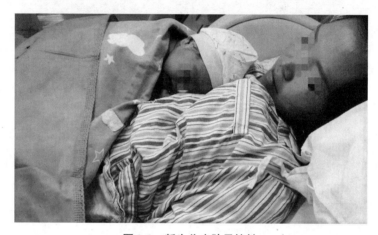

图 9-3　新生儿皮肤早接触

六、注意事项

1. 新生儿呼吸道处理应在 30 s 内完成。
2. 在正常情况下，新生儿出生后 1～3 min 内，待脐带停止搏动后再结扎脐带。
3. 近年来不主张包裹脐带断端，保持脐部清洁与干燥即可。

考核评分标准见表9-1。

表 9-1　新生儿即时护理考核评分标准

项　目		要　求	标准分
素质要求		着装规范、整洁，举止端庄，指甲已修剪，洗手，戴口罩	5
操作前准备		环境准备：环境安全、舒适、温暖，室温调节至 26～28℃	5
		物品准备：新生儿复苏物品、脐带夹或气门芯、无菌手套 1 双、5％聚维酮碘、新生儿腕带、预热大毛巾 2 条、新生儿帽子 1 个、新生儿辐射台（需提前预热）	
		产妇准备：与产妇做好沟通，解释新生儿皮肤早接触的意义	5
操作过程	一般处理	胎体娩出，必要时清理呼吸道。查看出生时间，确认性别	5
		快速评估，进行 Apgar 评分。哭声好，用预热大毛巾快速、全面地擦干新生儿全身，更换温暖的大毛巾覆盖新生儿身体并戴上帽子，给予刺激，观察新生儿面色、呼吸	10
		检查新生儿头部产瘤大小，眼、口、鼻、耳有无畸形，肩颈部、躯干部、四肢、手、脚、会阴有无畸形，有无肛门等，是否存在外观畸形。测量新生儿身长、体重	5
		助产士与产妇共同确认新生儿性别，佩戴手、脚双腕带	5
		盖新生儿脚印及产妇拇指手印，建立新生儿病历及登记其他信息	5
	专科护理	母婴肌肤接触同时关注新生儿寻乳行为，协助完成第一次母乳喂养	10
		新生儿眼部护理	5
		肌内注射维生素 K_1	5
	脐带处理	助产士更换手套，将 2 个无菌气门芯套于一把直血管钳上或准备好脐带夹	5
		在距离脐带根部 1～1.5 cm 处钳夹脐带；在距第一把血管钳 2～3 cm 处用另一把血管钳再次钳夹脐带，在两钳之间，紧靠套有气门芯的血管钳外端剪断脐带；将气门芯或脐带夹夹在脐带根部 0.5 cm 处	10
		用 5％聚维酮碘消毒脐带断端，待干	5
健康教育		内容正确，操作熟练	5
综合评价		具有良好的沟通技巧，关爱产妇及新生儿，操作熟练，无菌观念强	10
总　分			100

（林海蓉）

实验十　新生儿窒息复苏

一、案例导入与思考

李女士，28岁，孕37^{+4}周，宫口近开全，羊水Ⅱ度混浊，宫缩用力时胎心音80～100次/分。结合本案例，作为助产士，思考：

1. 应对该孕妇及胎儿/新生儿进行哪些方面的护理评估？
2. 评估的方法和内容有哪些？
3. 该新生儿出生后是否需要进行复苏处理？
4. 对该新生儿进行复苏处理的方法有哪些？

二、实验目的

1. 掌握新生儿复苏技术的适应证。
2. 掌握新生儿窒息的评估。
3. 能有效进行新生儿复苏抢救。

三、实验准备

（一）评估

1. 孕妇评估：是否有妊娠合并症或并发症，生命体征是否平稳；胎儿宫内缺氧严重程度。让产妇转为侧卧位或俯卧位，再次评估胎心。

2. 新生儿评估：新生儿足月与否，羊水清洁度，有无呼吸或哭声是否响亮，肌张力情况。

（二）准备

1. 环境准备：环境安全、舒适，调节并保持产房温度在24～28℃，空气清新。

2. 助产士准备：呼救急救团队（新生儿科医师、经验丰富的产科医师、训练有素的助产士），着装整齐，洗手，戴口罩、帽子。

3. 物品准备：备齐各种抢救用物，将用物放在合适的位置。物品包括：新生儿辐射抢救台、新生儿吸痰机、吸引管、吸球、大毛巾、肩垫、气管插管管道、导丝、喉镜、新生儿面罩、新生儿自动充气复苏气囊、氧气连接装置、药物（盐酸肾上腺素、氯化钠、纳洛酮、碳酸氢钠）。

4. 解释沟通：向新生儿家长解释缺氧的严重程度和复苏的目的，取得其理解和合作。

四、实验内容与步骤

（一）新生儿出生前

1. 呼救：产前诊断胎儿宫内窘迫，准备上台接生，巡回助产士启动院内急救系统，即刻通知助产士（主管或高级责任助产士）、产科上级医师、儿科医师。准备急救物品，配合医师抢救。

2. 调节新生儿恒温辐射抢救台（28~32℃），连接好新生儿口鼻吸引管和负压吸痰机，连接适当大小的面罩和自动充气复苏气囊，调整好氧气流量。

3. 在恒温辐射抢救台上放置干净的大毛巾、肩垫（备用）。

4. 按新生儿科医师医嘱，备好1:10000肾上腺素、纳洛酮和生理盐水。

（二）新生儿出生后

1. 出生后立即评估新生儿，快速评估羊水、呼吸或哭声、肌张力情况。如果各项评分均达到2分，按照新生儿的护理常规进行护理。

2. 如果羊水、呼吸或哭声、肌张力情况及早产当中其中有一项是"否"，就要按ABCD流程复苏，计下复苏时间。脐带有搏动之前不要切断脐带，在床边立即复苏。目前关于窒息新生儿复苏时实施晚断脐的时间尚不统一，国内专家建议，窒息新生儿初步复苏和正压通气（至少1 min内）过程中可以将新生儿放在母亲旁边操作，不用断脐；如果需要胸外按压、气管插管、脐静脉导管给药等，可断脐到操作台上操作。

3. 新生儿ABCD复苏流程（图10-1）：

（1）清理呼吸道（airway，A）：

①新生儿有活力：只清理口腔和鼻内的分泌物，如果需要可进行复苏（"有活力的"的定义为呼吸、肌张力好，心率大于100次/分）。

②新生儿无活力：在进行任何步骤之前对新生儿的气管进行吸引清理；将新生儿摆成鼻吸气体位以开放气道，仰卧或侧卧，颈部轻度仰伸，鼻吸气位使咽后壁、喉和气管成一直线，选择合适、富有弹性的吸痰管，先吸口腔再吸鼻腔，吸痰管插入长度不超过患儿鼻尖到耳垂的距离。开放负压后，将吸痰管边旋转边吸引，慢慢向外提出，手法轻巧，动作轻柔。擦干全身，给予刺激。

（2）建立呼吸（breathing，B）：

经上述处理30 s后，评估心率、呼吸、血氧饱和度，若心率小于100次/分或呼吸暂停或喘息样呼吸，给予自动复苏气囊正压通气，并进行氧饱和度监测。

（3）建立循环（circulation，C）：

正压通气30 s后继续评估心率、呼吸、血氧饱和度，若心率小于60次/分，需要考虑气管插管+胸外按压与正压通气配合。按压部位：胸骨下1/3。按压的深度：胸廓前后径的1/3。胸外按压和正压通气的比例应为3:1，即90次/分按压和30次/分呼吸，达到每分钟120个动作。

（4）药物的使用（drug，D）：

30 s后评估心率若仍小于60次/分，考虑使用药物，复苏药物1:10000肾上腺素脐静脉注射或气管内给药。用药后30 s，若评估心率仍小于60次/分，要考虑新生儿有无先天畸形，如先天隔疝、气胸、低血容量等，必要时给予扩容和升压药物；若心率大于100次/分，继续复苏支持治疗，按医嘱转新生儿科继续观察。

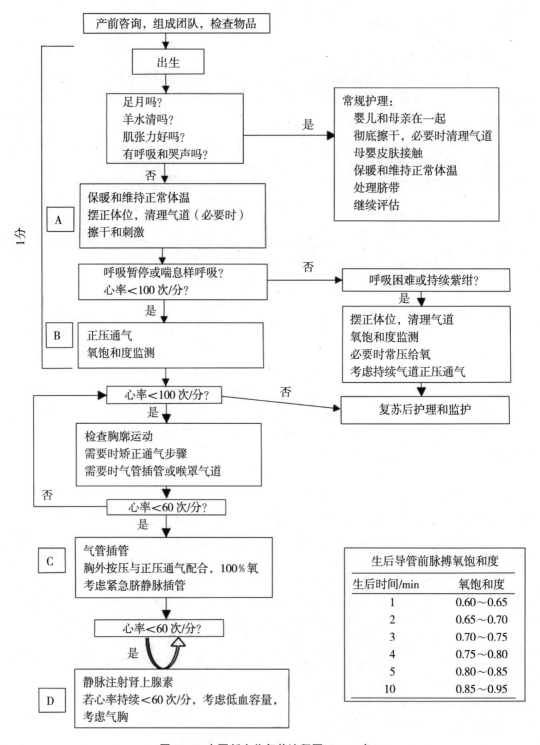

图 10-1 中国新生儿复苏流程图（2016 年）

五、注意事项

1. 畅通气道，摆正患儿体位，头轻度伸仰位，不可过度伸展或过度屈曲，还要注意保暖，选择适宜的吸痰管先口咽后鼻腔地清理分泌物，吸引器负压压力设置 10～13 kPa。

2. 放置面罩时应注意面罩和面部之间的密闭性和有效性，不能盖住眼睛或超越颏部以防皮肤损伤。

3. 胸外按压位置应为胸骨体下 1/3 处，按压的深度为胸廓前后径的 1/3。胸外按压和正压通气的比例应为 3：1，即 90 次/分按压和 30 次/分呼吸，达到每分钟 120 个动作。

4. 应用药物时要严格按医嘱执行，用药剂量应准确无误，技术操作熟练。

5. 整个复苏抢救过程，要求准确配合，快速熟练。

考核评分标准见表 10-1。

表 10-1　新生儿窒息复苏考核评分标准

项　目		要　求	标准分
素质要求		着装规范、整洁，举止端庄，指甲已修剪，洗手，戴口罩	5
操作前准备		环境准备：光线充足，温度适宜，拉上围帘	2
		物品准备：辐射抢救台、氧源、简易呼吸球囊、大小面罩（早产儿、足月儿）、吸引装置、听诊器、心电监护仪，必要时备气管插管用物、脚垫	3
		产妇准备：核对，评估病情，向产妇及其家属解释目前状况及操作目的，安抚产妇，充分告知，取得其合作 工作人员准备：产科医生、麻醉科医生、新生儿科医生、有经验的助产士	5
操作过程	新生儿出生前	呼救：产前诊断胎儿宫内窘迫，准备上台接生，巡回助产士启动院内急救系统，即刻通知助产士、产科上级医师、儿科医师	5
		准备：调节新生儿恒温辐射抢救台，连接好新生儿口鼻吸引管和负压吸痰机，连接适当大小的面罩和自动充气复苏气囊，调整氧气流量，放置干净的大毛巾、肩垫；根据医嘱备好 1：10000 肾上腺素、纳洛酮和生理盐水	5
	新生儿出生后	评估：立即评估新生儿，快速评估羊水、呼吸或哭声、肌张力情况	5
		A. 清理呼吸道：①将新生儿摆成"鼻吸气"体位以开放气道；②清除分泌物的部位、顺序、方法正确	10
		B. 经上述处理 30 s 后，正确评估心率、呼吸、血氧饱和度，并判断是否需要自动复苏气囊正压通气。正压通气方法、频率、吸呼比正确	10
		C. 建立循环正压通气 30 s 后继续评估心率、呼吸、血氧饱和度，并判断是否需要气管插管+胸外按压与正压通气配合。①按压部位、手法、频率正确；②胸外按压和正压通气的比例应为 3：1	15
		D. 药物的使用：30 s 后评估心率仍<60 次/分，考虑使用药物，复苏药物为 1：10000 盐酸肾上腺素脐静脉注射或气管内给药	10
操作后处理		继续复苏支持治疗，按医嘱转新生儿科继续观察，洗手，记录，将物品归位，垃圾分类处理	10
健康教育		内容正确，操作熟练	5
综合评价		具有良好的沟通技巧，关爱患儿，操作熟练，无菌观念强	10
总　分			100

（蔡红侠　林文华）

实验十一 母乳喂养

一、案例导入与思考

张女士，28岁，G₁P₁，于1天前顺娩一女婴。作为产科护士，现要指导产妇进行母乳喂养，思考：

1. 应该对该产妇进行哪些方面的护理评估？
2. 如何指导产妇采取正确的母乳喂养姿势和衔接姿势。
3. 母乳喂养过程中可能遇到的问题及如何解决。

二、实验目的

1. 熟练掌握母乳喂养的操作技能。
2. 了解母乳喂养过程中可能出现的常见问题，并能予以解决。
3. 能对产妇进行健康评估和健康教育。

三、实验准备

1. 环境准备：干净整洁，光线适中；关闭门窗，拉上围帘，调节室温至24~28℃。
2. 护士准备：着装整洁、规范，洗手，双手搓至温暖，指甲已修剪。
3. 产妇、新生儿准备：产妇取舒适体位；新生儿清醒。
4. 物品准备：温水、毛巾。

四、实验内容与步骤

（一）评估产妇

1. 核对产妇信息，向产妇解释母乳喂养的好处和必要性。
2. 评估产妇和新生儿的身体状况、所采取的分娩方式以及有无母乳喂养禁忌证。
3. 评估产妇母乳喂养情况，是否存在涨奶、奶量不足等问题。

（二）喂养前准备

1. 评估产妇的耐受能力、分娩方式，产妇采取舒适的体位，可采取卧位或者坐位。
2. 哺乳前，可用热毛巾在一侧乳房热敷3~5 min，由乳房外侧向乳头处按摩。
3. 新生儿清醒，已更换尿裤，处于饥饿状态。
4. 将新生儿抱在怀中，托着宝宝的头、颈、背和臀部，贴近产妇（胸贴胸，腹贴腹），下颌贴乳房，鼻尖对乳头，宝宝的头与身体成一条直线，而不是向后仰或偏向一侧。

（三）进行母乳喂养

1. 帮助产妇采取正确的哺乳姿势：大拇指和四指分开，呈"C"形，示指支撑着乳房基底部，靠在乳房下的胸壁上，大拇指放在乳房上部。

2. 衔接：用乳头轻柔地碰触新生儿的嘴唇，当宝宝张大嘴后，把乳头轻轻地往上往前送入新生儿嘴里，放到宝宝嘴里的较深处，让宝宝的嘴唇尽可能深地包住乳晕。

（四）检查吸吮是否成功

1. 婴儿嘴张得很大，下唇外翻。

2. 舌呈勺状环绕乳房。

3. 面颊鼓起呈圆形。

4. 含接时可见到上方的乳晕比下方多。

5. 有慢而深的吸吮，有时会有暂停。

6. 能看到吞咽动作和听到吞咽声音。

五、健康教育

1. 向产妇说明母乳喂养的好处：母乳喂养有利于婴儿健康成长；增强婴儿抵抗力和免疫力；有利于母亲健康；有利于增进母婴感情；母乳是最经济实惠的食物。

2. 提倡早吸吮、早接触，在新生儿出生半小时内尽早进行母乳喂养，母婴皮肤接触达 30 min 以上。至少纯母乳喂养 6 个月，在添加辅食的基础上，可坚持哺乳 24 个月以上。

3. 指导产妇母乳喂养，母婴同室，按需哺乳，保证有足够的乳汁。

4. 母乳喂养期间，产妇应保证充分的休息，心情愉快，营养均衡，饮食清淡，注意水分和钙的补充。

六、注意事项

1. 母乳喂养交替进行，一侧吸空再吸另一侧乳房，若新生儿已经摄入足够的奶量，可以用吸奶器排空乳房。

2. 新生儿在初生的前 6 个月建议纯母乳喂养，不添加任何食物或饮料。

3. 初次尝试母乳喂养可能无法一次成功，可鼓励产妇多次尝试。

4. 不正确的哺乳姿势常导致乳头疼痛，使母乳喂养无法坚持，当产妇诉乳头疼痛时，需检查母乳喂养姿势是否正确。

考核评分标准见表 11-1。

表 11-1　母乳喂养考核评分标准

项　目		要　求	标准分
素质要求		着装规范、整洁，举止端庄，指甲已修剪，洗手，戴口罩	5
操作前准备		环境准备：干净整洁，光线适中；关闭门窗，拉上围帘，室温适宜	5
		物品准备：温水、毛巾	
		病人准备：产妇采取舒适体位	5
操作过程	评　估	核对产妇信息，向产妇解释母乳喂养的好处和必要性 评估产妇和新生儿的身体状况、所采取的分娩方式以及有无母乳喂养禁忌证 评估产妇母乳喂养情况，是否存在涨奶、奶量不足等问题	10
	产妇及新生儿准备	产妇准备：选择舒适的体位，哺乳前，可用热毛巾在一侧乳房热敷 3～5 min，由乳房外侧向乳头处按摩，促进乳汁分泌 新生儿准备：清醒，已更换尿裤，处于饥饿状态	5
	新生儿姿势	将新生儿抱在怀中，托着宝宝的头部和臀部，贴近产妇（胸贴胸，腹贴腹），下颌贴乳房，鼻尖对乳头，宝宝的头与身体成一条直线，而不是向后仰或偏向一侧	10
	帮助产妇采取正确的哺乳姿势	大拇指和四指分开，呈"C"形，示指支撑着乳房基底部，靠在乳房下的胸壁上，大拇指放在乳房上部	15
	衔　接	用乳头轻柔地碰触新生儿的嘴唇，当宝宝张大嘴后，把乳头轻轻地往上往前送入新生儿嘴里，放到宝宝嘴里的较深处，让宝宝的嘴唇尽可能深地包住乳晕	15
	检查吸吮是否成功	婴儿嘴张得很大，下唇外翻 舌呈勺状环绕乳房 面颊鼓起呈圆形 含接时可见到上方的乳晕比下方多 有慢而深的吸吮，有时会有暂停 能看到吞咽动作和听到吞咽声音	10
健康教育		内容完整正确，动作熟练	10
综合评价		具有良好的沟通技巧，关爱产妇，操作熟练	10
总　分			100

（李　琰）

实验十二　产后会阴擦洗

一、案例导入与思考

王女士，31岁，初产妇，足月妊娠，会阴侧切顺娩一男婴，产房观察2h间后送回母婴同室。结合本案例，作为产科护士，思考：如何做好产后会阴护理？

二、实验目的

1. 能运用所学知识准确评估产妇的会阴、子宫复旧情况。
2. 能熟练完成会阴擦洗。
3. 能运用沟通技巧对个案进行健康教育。

三、实验准备

（一）评估产妇

1. 了解分娩方式、产后天数、子宫复旧情况、恶露性质。
2. 观察会阴伤口情况：伤口附近有无渗血、血肿、红肿、硬结及分泌物。
3. 评估产妇的配合度、自理能力、有无连接管道。

（二）操作前的准备

1. 环境准备：干净整洁，光线适中，关闭门窗，拉上床帘，疏散家属，调节室内温度至24～28℃。
2. 护士准备：着装整洁、规范，指甲已修剪。
3. 产妇准备：核对产妇信息，与产妇沟通，解释操作的目的、操作流程，嘱产妇排空膀胱。
4. 物品准备：治疗车、洗手液、碘伏原液、一次性无菌换药碗、一次性手套、一次性妇科棉签、吸液单、生活垃圾桶、医疗垃圾桶、护理执行单。

四、实验内容与步骤

1. 双人核对医嘱。
2. 备齐用物，推治疗车至产妇床旁。
3. 再次核对产妇信息，评估产妇会阴情况，并向产妇说明会阴擦洗的目的、方法，以取得产妇理解与配合，拉上床帘或屏风。
4. 产妇取屈膝仰卧位，脱下对侧裤腿，盖于近侧，用被子盖住对侧腿部及腹部，臀下垫垫巾。
5. 取出一次性换药碗，倒入碘伏原液，擦洗顺序：会阴伤口→阴道前庭→小阴唇→大阴唇→阴阜→大腿内侧上1/3→会阴→肛门。会阴切口应单独擦洗，擦过肛门的棉球应丢弃。协助产妇更换卫生垫，整理衣裤，并整理好床单位。

6. 洗手，整理用物，记录。

五、健康教育

1. 产后使用棉质内裤及夜用卫生巾，指导产妇经常更换卫生巾，用温水清洗会阴部，保持会阴部清洁干燥。

2. 指导产妇观察恶露的形状、气味有无异常。

3. 伤口观察：观察伤口有无红肿，愈合是否良好，有异常时应及时告诉医护人员。

六、注意事项

1. 注意保暖和保护产妇隐私。

2. 所有擦洗物品均为灭菌消毒物品，严格按照无菌规则操作。

3. 擦洗过程中要注意观察会阴伤口，发现异常应及时报告医生，遵医嘱给予相应处理。

4. 有伤口感染的病人，应最后擦洗，避免交叉感染。

考核评分标准见表 12-1。

表 12-1 产后会阴擦洗考核评分标准

项 目		要 求	分值
素质要求		着装规范、整洁，举止端庄，指甲已修剪，洗手，戴口罩	5
操作前准备		环境准备：干净整洁，光线适中，关闭门窗，拉上床帘，调节室内温度至 24～28℃	5
		物品准备：治疗车（治疗车上层为洗手液、治疗盘、碘伏原液、一次性无菌换药碗、一次性手套、一次性妇科棉签、吸液单、护理执行单；治疗车下层为生活垃圾桶、医疗垃圾桶），物品摆放合理	5
		产妇准备：核对信息，与产妇沟通，解释操作的目的、操作流程，嘱产妇排空膀胱	5
操作过程	核对解释	携用物至产妇床旁，再次核对信息，向产妇解释，用屏风遮挡	5
	安置体位	产妇取屈膝仰卧位，双腿屈曲分开，暴露外阴	5
		将妇检巾垫于臀下，脱下对侧裤腿，盖于近侧，用被子盖住对侧腿部及腹部	5
	擦洗会阴	弯盘和治疗碗置于双腿之间	5
		大棉棒蘸碘伏原液，擦洗顺序：先擦会阴伤口，换棉棒，再按小阴唇→大阴唇→阴阜→大腿内侧上 1/3→会阴→肛门，换棉棒擦洗会阴切口。擦洗原则：由内向外，自上而下	25
		每根大棉棒限用一次，将污染的大棉棒弃于医疗垃圾桶内	5
整理记录		撤去用物，脱去手套	3
		协助产妇垫好卫生巾，穿好裤子，取舒适卧位	3
		整理用物、床铺，洗手，记录	4
健康教育		内容正确，操作熟练	10
综合评价		具有良好的沟通技巧，关爱孕妇，操作熟练，无菌观念强	10
总 分			100

（吴亚乖）

实验十三　会阴湿热敷

一、案例导入与思考

张女士，26 岁，G_1P_0，足月妊娠，行阴道助产娩出一女婴，体重 3800 g，且因产程延长而出现会阴水肿。结合本案例，作为产后病房护士，思考：如何进行会阴护理？

二、实验目的

1. 能熟练完成会阴湿热敷的物品准备及护理。
2. 能运用沟通技巧为个案进行健康教育指导。

三、实验准备

（一）评估产妇
评估产妇分娩情况、恶露情况、宫缩情况、会阴伤口及水肿情况。

（二）操作前准备
1. 环境准备：干净整洁，光线适中；关闭门窗，拉上围帘，调节室温至 24～28℃。
2. 护士准备：着装整洁、规范，指甲已修剪。
3. 产妇准备：核对信息，与产妇沟通，解释操作目的、操作流程，嘱产妇操作前排空膀胱。
4. 物品准备：会阴垫、纸尿裤、镊子、棉球、弯盘、一次性手套、50％硫酸镁溶液、凡士林、干纱布、热水袋、棉垫、烤灯、病历夹。

四、实验内容与步骤

（一）会阴擦洗
1. 核对产妇信息（手腕带、姓名、年龄等），向产妇说明会阴湿热敷的目的、方法，取得产妇的配合。
2. 体位：产妇采取屈膝仰卧位，脱下对侧裤腿，盖于近侧，用被子盖住对侧腿部及腹部，臀下垫垫巾。
3. 视诊：观察外阴及会阴伤口情况。
4. 按正确步骤进行会阴擦洗，清洁外阴局部伤口（见实验十二）。

（二）会阴湿热敷
1. 水肿部位先敷上一层凡士林纱布。
2. 再敷上热敷垫（50％硫酸镁或 95％酒精纱布），外层盖棉垫（或干纱布）保温。
3. 每 3～5 min 更换热敷垫 1 次，也可将热水袋或电热包放在棉垫外，延长更换敷料时间，1 次热敷 15～20 min。

4. 若使用红外线灯照射，应将灯头移至会阴上方或侧方，再连接电源、打开开关，调节灯距，距离会阴伤口 30～50 cm，以产妇感觉温热为宜，每次照射 20～30 min。

5. 热敷过程中，护士应随时询问产妇情况，并提供产妇一切生活照护。

6. 热敷或照射结束后，移去热敷垫，检查局部水肿情况，更换清洁会阴垫，整理床单位。

（三）整理、记录

操作后将物品归位，垃圾分类处理，洗手，记录护理操作时间、操作者姓名、产妇的反应、有无不适等。

五、健康教育

1. 保持会阴清洁干燥，勤换会阴垫。

2. 清淡饮食，多吃蔬果，忌油腻、高脂肪食物，防止便秘。

3. 指导产妇及其家属为产妇进行子宫按摩，促进子宫收缩和恶露排出。

六、注意事项

1. 湿热敷温度一般是 41～48℃，注意避免烫伤。

2. 湿热敷面积应是病损范围的 2 倍。

3. 定期检查热水袋或电热包的完好性，防止烫伤。对休克、昏迷、虚脱和术后感觉不灵敏的产妇应特别注意。

4. 在热敷过程中，护理人员应随时评价热敷效果。

5. 若会阴有切口者，操作应按无菌技术原则进行。

考核评分标准见表 13-1。

表 13-1　会阴湿热敷考核评分标准

项　目		要　求	标准分
质要求		着装规范、整洁，举止端庄，指甲已修剪，洗手，戴口罩	5
操作前准备		环境准备：光线充足，温度适宜，拉上床帘，保护产妇隐私	5
		物品准备：会阴擦洗盘（弯盘、镊子、棉球）、50％硫酸镁溶液、凡士林、一次性手套、干纱布、热水袋、棉垫、烤灯等	5
		产妇准备：核对信息，评估会阴水肿情况，解释操作目的，嘱其排空膀胱	5
操作过程	核　对	再次核对产妇信息	5
	产妇准备	铺一次性臀垫，协助产妇取膀胱截石位，充分暴露外阴，注意保暖，站于右侧或产妇两腿之间	5
	会阴擦洗	按正确步骤进行会阴擦洗，清洁外阴局部伤口	5
		注意无菌原则	5
	会阴湿热敷	水肿部分先敷上凡士林纱布，光滑面朝内	10
		再敷上温热的 50％硫酸镁纱布，外层盖棉垫（或干纱布）保温	10
		每 3～5 min 更换热敷垫 1 次，也可将热水袋或电热包放在棉垫外，延长更换敷料时间，1 次热敷 15～20 min（口述）	10
		若使用红外线灯照射，应将灯头移至会阴上方或侧方，再连接电源、打开开关，调节灯距，距离会阴伤口 30～50 cm，以产妇感觉温热为宜，每次照射 20～30 min（口述）	10
操作后处理		再次核对信息，洗手，记录，将物品归位，垃圾分类处理	10
健康宣教		内容正确完整，动作熟练	5
综合评价		具有良好的沟通技巧，关爱产妇，操作熟练，无菌观念强	10
总　分			100

（戴嘉喜）

实验十四　会阴切开与缝合术

一、案例导入与思考

张女士，32 岁，已婚，G_1P_0，孕 38^{+5} 周。先天性心脏病行瓣膜修补术后 3 年，经医师随访可以妊娠，孕期产检正常，心功能 Ⅰ 级。因阵发性腹痛 6 h 间入院，经入院评估胎心 140 次/分，胎位 LOA，预计胎儿体重 3200 g，结合心功能情况与产妇讨论分娩计划后，可以经阴道分娩。现产程进展顺利，宫口开全，胎心 148 次/分，宫缩：40″/（1′～2′），产妇屏气时感到心慌，可看到胎头拨露。结合本案例，作为助产士，思考：

1. 应对该产妇进行哪些方面的护理评估？
2. 采集产妇健康史时，采集方法和内容有哪些？
3. 对该产妇进行身体评估的方法和内容有哪些？

二、实验目的

1. 掌握会阴切开的适应证：会阴组织弹性差；会阴过紧（充分扩张仍不足以娩出胎头）、水肿或脆性增加、瘢痕等；估计分娩时会阴撕裂不可避免者；因母儿有病理情况急需结束分娩者；产钳或胎头负压吸引器助产者（视母胎情况决定）；早产胎头明显受压者。
2. 能独立完成阴部神经阻滞麻醉、会阴局部浸润麻醉。
3. 能熟练完成会阴切开术。
4. 能按照会阴的解剖结构缝合组织。

三、实验准备

（一）评估产妇

1. 全身状况：生命体征、产科情况、辅助检查结果等。
2. 局部状况：
①会阴：重点评估会阴体长度及组织弹性，会阴部有无炎症、水肿及瘢痕等皮肤异常情况。
②骨盆底：重点评估骨盆底有无异常情况，如巴氏腺囊肿、肛管直肠周围脓肿、阴道直肠瘘等损伤及功能障碍性疾病。
3. 胎儿情况：孕周、胎儿大小、胎方位及头盆是否相称等。
4. 会阴切开的适应证和禁忌证。
（二）操作前准备
1. 环境准备：调节并保持产房温度在 24～28℃，空气清新。
2. 助产士准备：着装规范，外科洗手，穿手术衣，戴无菌手套，铺无菌巾。

3．产妇准备：排空膀胱，取屈膝仰卧位或膀胱截石位，常规会阴消毒。

4．物品准备：

（1）麻醉用物：22号穿刺针、10 mL或20 mL注射器、2％利多卡因10 mL或0.5％普鲁卡因10～20 mL、0.9％生理盐水10 mL、医用棉签、聚维酮碘。

（2）会阴切开用物：会阴切开剪、止血钳、纱布若干。

四、实验内容与步骤

1．操作准备：操作者按外科常规洗手，穿手术衣，戴无菌手套，备齐用物，摆放合理，站在产妇右侧（拆台接生站在正中）。

2．核对解释：核对床号、姓名，认真评估并向产妇解释操作目的、意义，获得其知情同意并取得配合。

3．安置体位：取屈膝仰卧位或膀胱截石位，常规会阴消毒、铺巾。

4．清点缝针、纱布及器械数目。

5．使用20 mL注射器抽吸2％利多卡因10 mL与0.9％生理盐水10 mL，按1∶1配置麻醉剂，连接穿刺针，排尽注射器内空气。

6．选择麻醉方法并操作：

（1）阴部神经阻滞麻醉：一手示、中两指伸入阴道，触及坐骨棘作为指示点，另一手持注射器，取肛门至坐骨结节的连线中点进针，朝向坐骨棘方向，穿刺至坐骨棘内侧，回抽无血后，注入麻醉剂10 mL，然后一边退针一边继续注入剩余麻醉剂［图14-1（a）］。

（2）会阴局部浸润麻醉：一手示、中指伸入阴道，另一手持注射器在拟切开部位或裂开的伤口周围扇形注入麻醉剂，以浸润皮内、皮下及阴道前庭黏膜下组织［图14-1（b）］。

7．按会阴正中切开或侧斜切开的操作方法行会阴切开术。

（1）会阴正中切开：于胎头拨露后、着冠前、会阴高度扩张变薄时，且宫缩开始时沿会阴后联合正中垂直切开［图14-1（c）］。

（2）会阴侧斜切开：于胎头拨露后、着冠前、会阴高度扩张变薄时，且宫缩开始时自会阴后联合中线向左向后45°切开会阴，如会阴高度膨隆时，剪开角度应增大至60°［图14-1（d）］。

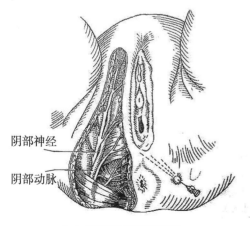

阴部神经
阴部动脉

（a）阴部神经阻滞麻醉

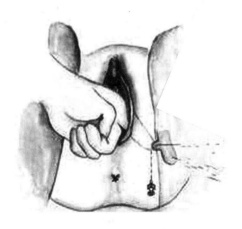

（b）会阴局部浸润麻醉

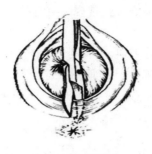
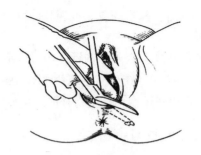

（c）会阴正中切开　　　　　　　　　（d）会阴侧斜切开

图 14-1　会阴切开术

（资料来源：余艳红，陈叙. 助产学［M］. 北京：人民卫生出版社，2017：445.）

8. 缝合：

（1）检查软产道，评估组织损伤程度，必要时使用阴道拉钩暴露伤口或行直肠指检帮助诊断裂伤程度。

（2）用可显影有尾纱布填塞阴道，暴露并确定伤口顶端。

（3）用 0.9% 生理盐水冲洗伤口。

（4）缝合伤口：①用 2-0 可吸收缝线在顶端上方 0.5 cm 处缝合第一针以结扎回缩的血管，防止阴道壁血肿形成。②用 2-0 可吸收缝线连续或间断逢合阴道黏膜及黏膜下组织，至处女膜缘打结。③用 2-0 可吸收缝线连续或间断逢合会阴肌层及皮下组织。④用 3-0 或 4-0 可吸收缝线皮内连续缝合，至阴道口打结。

9. 缝合完毕，取出阴道内填塞的可显影有尾纱布，以示、中指进阴道托举宫颈，尽量复原子宫位置。再次检查伤口对合情况，有无渗血及血肿。

10. 常规直肠指检以确认伤口缝合情况，如有缝线穿透直肠壁，应拆除后重新缝合。

11. 用消毒纱布或棉球蘸生理盐水，擦净伤口周围及外阴部血渍，消毒伤口。清点缝针、纱布及器械数目，避免遗留于体腔。

12. 操作后处理：

（1）术后观察至产后两小时，检查无异常，送病房休息。

（2）整理用物，分类放置，进行无害化处理，洗手。

（3）记录会阴切开缝合情况及皮肤缝合针数。

（4）台下助产士将产床调节成水平位，帮助产妇放平双腿休息，注意保暖。

（5）嘱产妇健侧卧位，保持切口局部清洁干燥。

五、健康教育

1. 擦洗会阴，每日两次，同时观察伤口是否有水肿、阴道壁血肿、硬结及感染征象并评估疼痛情况，鼓励产妇向健侧侧卧，减少恶露对伤口的污染。

2. 外阴伤口处水肿、疼痛明显者，可用 95% 酒精或 50% 硫酸镁溶液湿敷，24 h 间后可配合超短波或红外线照射，2 次／日，每次 20～30 min。需拆线的会阴切口一般于术后 3～5 日拆线。

六、注意事项

1. 严格执行无菌操作原则。

2. 行阴部神经阻滞麻醉或局部浸润麻醉时，注药前应常规回抽注射器，确定无回血方可注入麻醉剂，以防局部麻醉剂误入血管，引起毒性反应；普鲁卡因等局麻药会导致过敏性休克，使用前应做皮内敏感试验。

3. 严格把握会阴切开指征和时机，避免不必要的切开或因切开时间过久而导致失血。

4. 进行会阴切开缝合和裂伤修复时，应逐层缝合，松紧适宜，不留死腔。

5. 缝合与修复最好选在胎盘娩出且检查其完整性后进行，以免因人工剥离胎盘、检查软产道等手术操作导致缝合的伤口裂开而需再次修复。

6. 软产道检查及缝合时，应充分暴露损伤部位，尽量在直视下操作，避免因盲目操作致缝线穿透直肠壁。

7. 缝合完毕，应常规做直肠指检，如有缝线穿透直肠壁，应拆除后重新缝合。

8. 缝合前、后均需要清点缝针、纱布及器械数目，避免遗留于体腔。

考核评分标准见表14-1。

表 14-1 会阴切开与缝合术考核评分标准

项　目		要　求	标准分
素质要求		着装规范、整洁，举止端庄，指甲已修剪，洗手，戴口罩	5
操作前准备		环境准备：调节并保持产房温度在 24～28℃，空气清新	5
		物品准备：备齐用物，放置有序	
		产妇准备：核对信息；评估适应证、禁忌证；已消毒铺巾，解释操作目的，嘱其排空膀胱	5
操作过程	核　对	再次核对信息，消毒，助手投递操作物品，抽吸好麻醉药品备用	5
	步　骤	麻醉：阴部神经阻滞麻醉法/局部浸润麻醉法	5
		切开会阴：会阴正中切开手法/会阴侧斜切开手法	10
		分娩接生（略）	
		生理盐水冲洗外阴及伤口，检查软产道伤口，用可显影有尾纱布填塞阴道，暴露并确定伤口顶端	5
		在顶端上方 0.5 cm 处缝合第一针以结扎回缩的血管，连续或间断逢合阴道黏膜及黏膜下组织，至处女膜缘打结	10
		用 2-0 可吸收缝线连续或间断逢合会阴肌层及皮下组织	10
		用 3-0 或 4-0 可吸收缝线皮内连续缝合，至阴道口打结	
		缝合完毕，取出阴道内填塞的可显影有尾纱布，以示、中指进阴道托举宫颈，尽量复原子宫位置	5
		再次检查伤口对合情况，有无渗血及血肿	5
		直肠指检：检查缝合线有无穿透直肠黏膜	5
操作后处理		以消毒纱布或棉球醮取生理盐水，擦净伤口周围及外阴部血渍，消毒伤口，清点器械及纱布，更换消毒会阴垫；协助产妇取健侧卧位，保暖；整理用物，分类放置，进行无害化处理，洗手，记录	10
健康教育		内容正确，动作熟练	5
综合评价		具有良好的沟通技巧，关爱孕妇，操作熟练，无菌观念强	10
总分			100

（郭玉萍）

实验十五　胎头吸引助产术

一、案例导入与思考

黄女士，29 岁，诊断：停经 40^{+5} 周，体外受精-胚胎移植术后。孕期产检正常，预计胎儿体重：3300 g。待产产程正常，于 13：00 宫口开全，胎膜自破，羊水Ⅰ度浑浊，14：00 先露 S^{+2}，胎位 LOA，羊水Ⅰ度浑浊，宫缩 30″／（5′～6′），无明显头盆不称，予加强宫缩后继续阴道试产，15：00 胎位 LOA，先露 S^{+3}，胎心 146 次/分，羊水Ⅰ度浑浊，宫缩 40″／（1′～2′），宫口开全 2 h 间 45 分，产妇疲倦，用力配合度欠佳。结合本案例，作为助产士，思考：如何为该产妇选择适宜的助产技术？

二、实验目的

1. 掌握胎头吸引助产的适应证：
（1）无明显头盆不称，宫口开全、胎头双顶径达坐骨棘水平以下。
（2）妊娠合并心脏病、妊娠高血压疾病、子痫前期或胎儿窘迫等需要缩短第二产程者。
（3）子宫收缩乏力导致第二产程延长或停滞者。
（4）有剖宫产史或瘢痕子宫，不适合在分娩时用力者。
2. 掌握胎头吸引助产的禁忌证：
（1）严重头盆不称、产道阻塞或畸形不能经阴道分娩者。
（2）胎位异常（面先露，横位，臀位）。
（3）胎头位置高或宫口未开全者。
3. 熟悉胎头吸引术流程，能熟练配合医生进行胎头吸引术操作。
4. 能运用沟通技巧为个案进行健康教育指导。

三、实验准备

（一）评估

1. 产妇：评估产妇产程进展情况，结合产妇精神状态、膀胱是否充盈、骨盆条件、宫缩及宫口扩张情况、胎方位及胎头位置综合评估。
2. 胎儿：使用多普勒仪胎心听诊器、电子胎儿监护仪监测胎儿宫内情况、宫缩情况。

（二）操作前准备

1. 环境准备：产房按手术室的无菌要求配置，室温保持在 24～28℃，相对湿度为 55％～65％，必要时用屏风遮挡。
2. 护士准备：着装整洁，戴口罩、帽子；外科洗手，穿手术衣，戴无菌手套。
3. 产妇准备：向家属和产妇说明胎头吸引术助产的目的、方法和必要性，缓解其紧张恐惧心理，取得产妇及家属的同意与积极配合，签署知情同意书。嘱产妇排空膀胱，并将其安置在产床上，此时已进入第二产程。

4. 物品准备：产包一个、胎头吸引器 1 个（图 15-1）、一次性手套两副、50 mL 注射器 1 支、止血钳 2 把、灭菌石蜡油棉球 1 包、新生儿窒息复苏相关用物、预防产后出血的物品及药品。

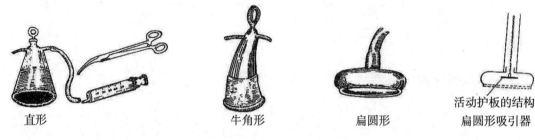

直形　　　　　　　　　牛角形　　　　　扁圆形　　　活动护板的结构
　　　　　　　　　　　　　　　　　　　　　　　　扁圆形吸引器

图 15-1　胎头吸引器

（资料来源：余艳红，陈叙．助产学 ［M］．北京：人民卫生出版社，2017：432.）

四、实验内容与步骤

1. 操作准备：助产士按外科常规洗手，穿手术衣，戴无菌手套，备齐用物，摆放合理，站在产妇右侧（拆台接生站在正中）。

2. 核对解释：核对床号、姓名，向产妇说明胎头吸引助产术的目的、过程及配合时的注意事项，取得产妇配合。

3. 台下护士准备 50 mL 注射器、胎头吸引器、导尿管、灭菌石蜡油棉球及会阴阻滞麻醉物品。

4. 检查吸引器有无损坏、漏气，橡皮套是否松动等，润滑胎吸杯外侧面，确保装置处于完好备用状态。

5. 协助产妇取膀胱截石位，外阴常规消毒、铺巾，导尿排空膀胱。

6. 阴道指检，进一步确定宫口是否开全、胎先露及产道情况。

7. 评估会阴情况，若会阴体较长或会阴皮肤弹性较差，行会阴正中或侧斜切开术。

8. 放置胎头吸引器：术者左手分开阴唇撑开阴道后壁，右手持胎头吸引器沿着阴道后壁缓慢滑入，送入至胎头顶骨后方，直至杯部与胎头顶部紧贴。真空杯放置于矢状缝、后囟门前 3 cm 处，调整吸引器横柄与胎头矢状缝垂直（图 15-2）。

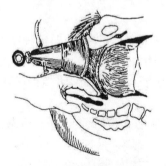

图 15-2　放置胎头吸引器

（资料来源：余艳红，陈叙．助产学 ［M］．北京：人民卫生出版社，2017：433.）

9. 检查与固定：术者一手扶住吸引器，另一只手示指、中指伸进阴道，探查确定真空杯与胎头之间没有组织夹入，真空杯与胎头衔接紧密。

10. 抽吸负压：助手用 50 mL 注射器、金属杯吸引器分三四次从橡皮管内抽出空气 150～200 mL（电动吸引器的牵引负压一般控制在 280～350 mmHg），硅胶喇叭形吸引器仅 60～80 mL 即可形成足够负压。用血管钳夹紧橡皮管，使真空杯内形成负压，并牢牢附于胎头上。

11. 牵引：于宫缩时，嘱产妇向下屏气，操作者手持牵引柄，沿骨盆轴方向，依照分娩机制进行牵引，当胎头下降、会阴部膨隆时开始转为水平牵引，当胎头枕部达耻骨联合下缘、会阴高度膨隆时，渐渐向上牵引，使胎头仰伸娩出（图 15-3）。

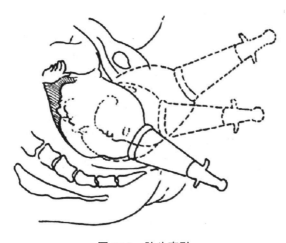

图 15-3　胎头牵引

（资料来源：余艳红，陈叙. 助产学［M］. 北京：人民卫生出版社，2017：433.）

12. 助手在手术者牵引时，适时保护会阴，并随时监测胎心率变化。

13. 胎头双顶径娩出时，松开止血钳，消除负压，取下胎头吸引器，依照分娩机制协助胎儿娩出。

14. 操作后处理：

（1）评估产妇宫缩情况、阴道出血情况。

（2）评估软产道损伤情况，如有裂伤应及时缝合。保持外阴清洁。

（3）评估、严密监测产妇生命体征变化，帮助产妇放平双腿休息，注意保暖。

（4）密切观察新生儿有无头皮损伤的发生，注意观察新生儿面色、反应、肌张力，警惕发生新生儿颅内出血；给予新生儿维生素 K_1 肌内注射，24 h 间内避免搬动新生儿，必要时将新生儿转入新生儿科监护治疗。

15. 整理、记录：

（1）整理用物，分类放置，进行无害化处理。

（2）洗手，详细记录胎头吸引过程、吸引压力、牵引次数、胎儿娩出方位、时间等。

（3）记录新生儿体格检查情况。

（4）记录软产道情况、会阴切开缝合情况、皮肤缝合针数等。

五、健康教育

1. 产后注意休息，嘱产妇健侧卧位。
2. 保持外阴清洁干燥，勤换会阴垫，注意伤口护理。
3. 鼓励产妇进食清淡易消化、营养丰富的食物。
4. 注意新生儿护理，不要搓揉头部，24 h 间内避免搬动新生儿。

六、注意事项

1. 胎头吸引术操作者一般为高年资的产科医生，助产士或年轻医生作为助手。
2. 手术必备条件：宫口开全；胎头位置越低，手术越安全；为活产胎儿，胎膜已破。
3. 真空杯放置的位置：矢状缝、后囟门前 3 cm 处，横柄与矢状缝垂直。
4. 开始抽吸前，必须检查确认真空杯边缘未夹入其他组织。
5. 若真空杯放置妥当，维持良好情况下，胎头不下降，真空杯滑脱，胎头高度提示相对或绝对头盆不称或不均倾，应停止吸引，考虑其他分娩方式。
6. 应于宫缩时配合产妇用力一起牵引，宫缩间歇时暂停牵引。
7. 牵引时避免用手扭转或者晃动吸引杯，避免新生儿头皮发生血肿及撕裂伤。
8. 牵引不超过 2 次，时间不宜超过 20 min。
9. 及时预防产后出血。

考核评分标准见表 15-1。

表 15-1　胎头吸引助产术考核评分标准

项　目		要　求	标准分
素质要求		服装、鞋帽整洁，举止端庄，戴口罩，外科洗手	5
操作前准备		环境准备：光线充足，温度适宜，拉上围帘	5
		物品准备：备齐用物，放置有序	
		产妇准备：核对信息；评估适应证、禁忌证；解释操作目的，嘱其排空膀胱	5
操作过程	核　对	再次核对信息，消毒，助手投递操作物品备用	5
	步　骤	检查宫口开全、胎头吸引器完好，必要时导尿	10
		正确放置胎头吸引器，固定，抽吸负压。金属杯吸引器分三四次从橡皮管内抽出空气 150～200 mL（电动吸引器的牵引负压一般控制在280～350 mmHg），硅胶喇叭形吸引器仅 60～80 mL 即可形成足够负压	15
		宫缩时嘱产妇向下屏气，操作者手持牵引柄，沿骨盆轴方向，按分娩机制进行牵引，助手注意保护会阴	15
		双顶径娩出后，松开止血钳，消除负压，取下胎头吸引器	10
		协助胎儿娩出	5
操作后处理		观察评估产妇、新生儿情况；整理用物，分类放置，进行无害化处理，洗手，记录	5
健康教育		产后注意休息，嘱产妇健侧卧位；保持外阴清洁干燥，勤换会阴垫，注意伤口护理；鼓励产妇进食清淡易消化、营养丰富饮食；注意新生儿护理，切忌搓揉头部，24 h 间内避免搬动新生儿	10
综合评价		询问产妇感受，重视与产妇沟通，关爱产妇，操作熟练	10
总　分			100

（林巧丽）

实验十六　产钳助产术

一、案例导入与思考

刘女士，26 岁，G_1P_0，妊娠 39 周。骨盆外测量（23—25—18—9）cm，预计胎儿体重 3500 g，胎方位 LOA，胎膜已破，宫口开全 1.5 h 间，S^{+2}，宫缩好，40″/1′，胎心 95 次/分，产妇疲倦。结合本案例，作为助产士，思考：

1. 应采取哪种方式尽快娩出胎儿？
2. 应该对产妇进行哪些方面的评估与护理？

二、实验目的

1. 掌握产钳助产术的适应证：
（1）头盆不称或宫缩乏力，导致第二产程延长。
（2）患有合并症或并发症及瘢痕子宫的孕妇，需要避免屏气用力，缩短第二产程。
（3）胎儿窘迫，需要紧急结束分娩。
（4）胎头吸引助产失败后确认无明显头盆不称者。
（5）臀位后出头困难者。
2. 掌握产钳助产术的禁忌证：
（1）骨盆狭窄或头盆不称。
（2）宫口未开全或胎头未衔接，颏后位、额先露、高直位或其他异常胎位。
（3）严重胎儿窘迫，估计短时间内不能经阴道分娩者。
3. 熟悉产钳助产术流程，能够协助医生进行产钳助产术。
4. 能运用沟通技巧为个案进行健康教育指导。

三、实验准备

（一）评估

1. 产妇：结合产妇精神状态、膀胱是否充盈、骨盆条件、宫口扩张情况、胎方位及胎头位置综合评估是否适合产钳助产术。
2. 胎儿：术前评估胎儿是否存活，是否存在宫内窘迫，判断有无实行产钳助产术的必要。

（二）操作前准备

1. 环境准备：产房按手术室的无菌要求配置，室温保持在 24～28℃，相对湿度为 55%～65%，必要时用屏风遮挡。
2. 护士准备：着装整洁，戴口罩、帽子；外科洗手，穿手术衣，戴无菌手套。
3. 产妇准备：向产妇说明产钳助产术的目的及方法，解答其各项疑问，缓解其紧张心理，取得产妇及家属的同意与积极配合，签署知情同意书。常规导尿排空膀胱。

4. 物品准备：备齐用物，特别要检查产钳的功能是否完好，将其放置妥当。

四、实验内容与步骤

1. 阴道检查：再次阴道检查有无异常；了解骨盆大小、宫口是否开全、有无脐带脱垂、胎膜是否破裂、胎方位与胎头位置等；铺台准备；麻醉及会阴侧切。

2. 放置左叶产钳：术者左手持左钳柄，钳匙凹面朝胎头。右手自骶后凹伸入阴道壁，固定胎头在枕前位，右手示指扣住胎儿左耳孔，中指抵住大囟门，6点方向作为枕前位的标志，使左钳沿右手掌面慢慢伸入胎头与阴道壁之间。当钳匙缓缓伸入时，钳柄亦由垂直渐向下的同时，左手改握钳柄逆时针旋转，按照左手示指的标志，将左钳匙放置在胎儿左耳前的面颊部，使产钳的纵轴与胎儿的顶颌径相平行，钳叶的尖端最好在上下颌间的咬肌前（图16-1）。

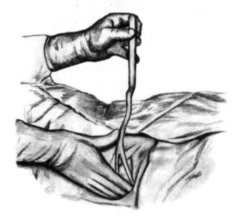

图16-1 放置左叶产钳

3. 放置右叶产钳：术者右手执笔式持右柄钳，左手四指伸入胎头与阴道右后壁之间，将右叶产钳按放置左叶产钳的方法沿左手掌滑行至左手掌与胎头之间，使之达到左钳匙相对应的位置（图16-2）。

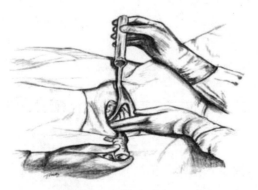

图16-2 放置右叶产钳

4. 合拢产钳：术者两手握两叶产钳柄部，随即扣合。若不能扣合，提示产钳位置不当，可先适当调整右钳匙，不能扣合时应取出产钳，再重新放置（图16-3）。

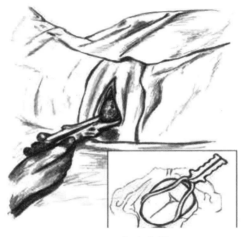

图 16-3　扣合产钳

（资料来源：https：//www.mianfeiwendang.com/doc/cc79535a7b129266f49e8f39/49）

5. 检查胎方位及脐带：术者以右手示指伸入阴道内，检查胎头矢状缝是否位于骨盆出口前后径上，检查钳匙与胎头之间有无软产道组织或脐带夹入。

6. 试牵引：术者一只手的示指、中指和无名指持钳柄向外牵引，另一只手固定于握钳的手背部，其示指抵住胎头。试牵引时，如示指始终抵着胎头表示产钳无滑脱可能，则可正式牵引（图16-4）。

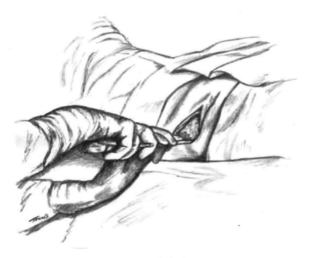

图 16-4　试牵产钳

（资料来源：https：//www.mianfeiwendang.com/doc/cc79535a7b129266f49e8f39/49）

7. 牵引产钳：于宫缩时轻轻并拢钳柄，左手握住产钳径部，右手手掌向下，中指、示指及无名指分别放在钳锁和钳柄侧突部，缓缓向下牵引；另一方法为术者双手拇指抵住钳柄后侧，双手示指、中指互握钳锁，无名指和小指扣住钳径，以坐姿，靠臂力循产轴牵引。当胎头枕骨结节越过耻骨弓下方时，逐渐将钳柄向上提，使胎头逐渐仰伸而娩出。

8. 卸下产钳：当胎头双顶径牵出后，按放置产钳的相反顺序先取出右叶产钳，再取出左叶产钳（图 16-5）。

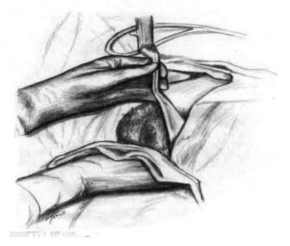

图 16-5　撤出产钳

（资料来源：https：//www.mianfeiwendang.com/doc/cc79535a7b129266f49e8f39/50）

9. 牵出胎体及胎头娩出：依照自然分娩机制旋转牵出胎体，随后协助胎盘娩出。

10. 检查软产道、缝合切口：检查会阴、阴道及宫颈有无裂伤，侧切口有无上延，然后逐层缝合。

11. 用物整理，洗手，记录：填写分娩记录单，计算产程时长，记录产钳助产分娩经过。

五、健康教育

1. 母乳喂养相关知识宣教，指导早开奶、早接触、早吸吮。

2. 指导会阴伤口护理，勤换卫生垫，保持切口处清洁、干燥，便于愈合。

3. 告知产妇回病房休息后需注意阴道流血量情况，有肛门坠胀感及其他不适时应及时通知医生。2～4 h 间排尿一次，新生儿 24 h 间内避免搬动。

六、注意事项

1. 阴道检查要仔细，正确了解胎头颅骨最低部及双顶径的高低，以及矢状缝和胎儿的耳朵，可指引钳匙放在胎儿两侧面颊部。

2. 放置产钳后，进行阴道检查，了解是否有软产道组织位于产钳内。试扣产钳，如钳锁不易合拢，应仔细查找原因后再做适当的调整及处理，不可强行用力合拢钳锁。

3. 扣合产钳后，进行试牵，应在宫缩时牵引产钳，用力要均匀、适当，速度不宜过快，也不能将钳柄左右摇晃。

4. 当胎头大径即将娩出时，应减慢牵引，与助手协作，保护会阴，防止会阴撕裂。

5. 若牵引 2 次，胎先露仍不下降，或者产钳滑脱，则应改为剖宫产，以免失去抢救胎儿的时机。

考核评分标准见表 16-1。

表 16-1　产钳助产术考核评分标准

项　目		要　　求	标准分
素质要求		着装规范、整洁，举止端庄，指甲已修剪，洗手，戴口罩	5
操作前准备		环境：安静舒适，光线适宜，关闭门窗，温度 24～26℃，湿度 50%～60%（口述）；必要时使用屏风或者床帘遮挡产妇	5
		用物：备齐用物，包括产包、产钳、新生儿复苏等相关抢救用物	
		产妇：核对产妇信息，评估产妇、胎儿情况，宫口扩张的程度及胎先露下降情况（口述）；解释操作，取得配合并同意签字	5
操作步骤	再次评估手术条件、准备	协助产妇取膀胱截石位，站在产妇两腿之间 评估有无手术条件：宫口是否开全、胎方位情况、先露高低，是否需要会阴侧切等（口述） 导尿；助手投递所需物品，完成会阴阻滞麻醉与会阴切开	5
	产钳牵拉胎儿	检查产钳并涂润滑剂	5
		正确放置产钳：先放左叶，后放右叶，两叶顺利扣合	20
		检查产钳与胎头之间，确认无软组织、脐带	5
		牵拉产钳前听胎心音	2
		配合宫缩牵拉产钳，牵拉方向、力度正确	10
		助手保护会阴，勤听胎心	3
		双顶径娩出，取下产钳，先取右叶，再取左叶	10
		按正常分娩机制娩出胎儿并处理	5
操作后处理		协助胎盘娩出；观察评估产妇、新生儿情况，仔细检查软产道，缝合会阴伤口；整理用物，分类放置，进行无害化处理，洗手，记录	5
健康教育		内容完整、准确	5
综合评价		具有良好的沟通技巧，关爱孕妇，操作熟练，无菌观念强	10
总　分			100

（林文华　蔡红侠）

实验十七　臀位阴道助产术

一、案例导入与思考

王女士，28 岁，G_2P_1，宫内妊娠单活胎。因"停经 38^{+4} 天，腹痛 4 h 间"入院。阴道检查提示宫颈管已消退，宫口开 4 cm，胎先露为臀，阴道条件好。B 超提示胎儿为混合臀位，估计胎儿体重 3000 g 左右，产妇 2 年前足月顺娩一女婴，现一般情况良好，未破膜，产力正常，胎心 138 次/分，宫缩规律。结合本案例，思考：

1. 该孕妇可否行阴道分娩？
2. 作为助产士，如何协助臀位分娩？

二、实验目的

1. 掌握臀位阴道助产术的适应证：
（1）具备下列条件者：孕周≥36 周，单臀先露或完全臀先露，估计胎儿体重 2000～3500 g（尤适合于经产妇）、产道无异常、无其他剖宫产指征。
（2）死胎或估计胎儿出生后难以存活者。
2. 掌握臀位阴道助产术的禁忌证：
（1）足先露。
（2）胎儿窘迫。
（3）有妊娠合并症或并发症不适于阴道分娩者。
（4）B 超见胎头仰伸呈所谓"望星式"者。
（5）B 超提示脐带先露或隐性脐带脱垂。
（6）有难产史者。
3. 能够协助医生进行臀位阴道助产术。
4. 运用沟通技巧为个案进行健康教育指导。

三、实验准备

（一）评估
1. 产妇：评估产妇的一般情况、精神心理状态是否适合阴道分娩。
2. 胎儿：电子胎儿监护仪监测胎儿宫内情况，包括臀位类型、先露位置、胎儿大小等。

（二）操作前准备
1. 环境准备：清洁、安静、温暖，光线适中；室温 24～26℃，湿度保持在 50％～60％。
2. 护士准备：着装整洁，戴口罩、帽子；外科洗手，穿手术衣，戴无菌手套。

3. 产妇准备：向家属和产妇说明臀位阴道助产术的目的、方法和必要性，缓解其紧张恐惧心理，取得产妇及家属的同意与积极配合，签署知情同意书。嘱产妇排空膀胱，安置在产床上。

4. 物品准备：一次性产包、器械产包、利多卡因、无菌手套、新生儿复苏台、气管插管等复苏器材和药品。

四、操作内容与步骤

1. 阴道检查：明确臀位类型、宫口是否开全、先露高低、是否破膜及有无脐带脱垂；持续进行胎儿电子监护，初产妇或会阴较紧者行会阴切开术，做好新生儿抢救准备。

2. 堵臀：当胎儿下肢出现在阴道口时，常规外阴消毒后，将一无菌巾折叠后覆盖阴道口，宫缩时以手掌用力堵住阴道口，防止足部过早脱出（图17-1）。

3. 娩出胎儿臀部：当产妇向下屏气用力、手掌感到较大冲力时，松开手掌，胎儿后臀部于会阴6点方向自然娩出，前臀从耻骨联合下娩出，同时胎儿躯体外旋使骶骨转向前方，胎体自然下降，此时胎体下降至胎儿脐部，并暴露出脐带。

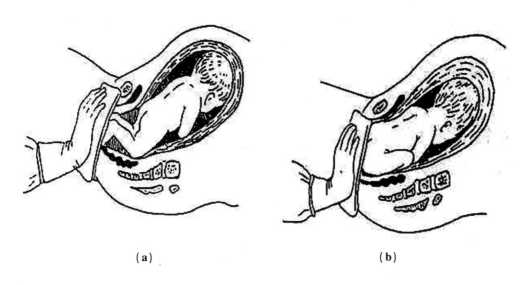

(a)　　　　　　　　　　　　(b)

图 17-1　堵臀

（资料来源：余艳红，陈叙. 助产学［M］. 北京：人民卫生出版社，2017：424.）

4. 娩出胎儿下肢和躯干：腿直臀位时，待躯干和骶骨旋转至耻骨联合下方后，适当上举胎体，逐一娩出胎儿双下肢。若为完全臀位，当胎足及小腿露于阴道口外时，以手术巾或纱布包裹，向后下方牵引，使下肢和臀部相继娩出。以手术巾包裹胎儿下肢和骨盆，双手拇指置于胎儿骶骨两侧，另外四指握持胎儿双侧髋部和骨盆，牵引胎体，使肋缘、肩胛相继显露，注意避免挤压胎腹，以防胎儿内脏损伤。脐部娩出后，将脐带轻轻向下牵引以避免胎儿循环受阻。

5. 娩出胎儿肩部和上肢：可采取两种方式娩出胎儿肩部和上肢，助产时根据具体情况选择使用。

（1）先娩出前肩：双手握持胎体逆时针旋转并向下牵引，自耻骨弓下暴露并娩出前肩和肩上肢，向相反方向旋转可娩出另一胎肩和上肢（图17-2）。

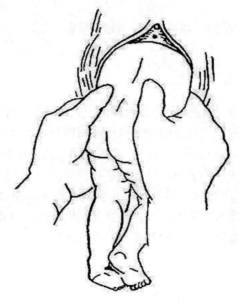

图 17-2　娩前肩

（资料来源：余艳红，陈叙．助产学 [M]．北京：人民卫生出版社，2017：424.）

（2）先娩出后肩：右手握持胎儿双足向上牵引，于会阴部暴露后肩，左手示、中指伸入阴道，按压胎儿后上肢肘关节处，助后臂及肘关节沿胸前滑出阴道。再将胎体放低，前肩和前上肢由耻骨弓下娩出（图17-3）。

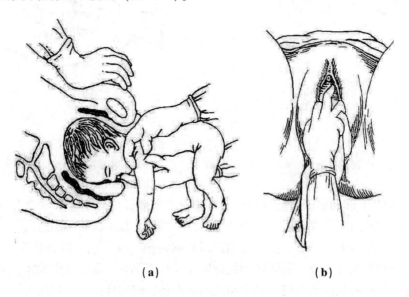

（a）　　　　　　　　　　（b）

图 17-3　娩后肩

（资料来源：余艳红，陈叙．助产学 [M]．北京：人民卫生出版社，2017：424.）

6. 娩出胎头：双肩和上肢娩出后将胎背转向前方，助产者一只手的示指和无名指放在胎儿的颧骨处，不能伸入口中，防止引起上颌骨骨折，屈曲胎头，将胎儿身体放在同侧手掌和前臂上。向下牵拉使胎头俯屈，同时，助手在耻骨上适当加力，以助胎头俯屈。当枕骨结节到达耻骨联合下方时，以此为支点，使胎头逐渐上抬，相继娩出下颌、口、鼻、眼、额（图 17-4）。

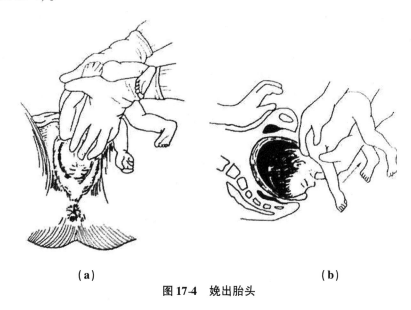

（a）　　　　　　　　　　　　　　　　　（b）

图 17-4　娩出胎头

（资料来源：余艳红，陈叙. 助产学［M］. 北京：人民卫生出版社，2017：424.）

7. 产后处理：
（1）防止产后出血，胎儿娩出后立即肌注缩宫素，防止产后出血。
（2）检查软产道，如有宫颈、阴道裂伤，应立即缝合。
（3）新生儿体格检查，有窒息者，立即行复苏术，并查看有无产伤、骨折。
8. 整理用物、填写分娩记录。

五、健康教育

1. 母乳喂养相关知识宣教，指导早开奶、早接触、早吸吮。
2. 指导会阴伤口护理，勤换卫生垫，保持切口处清洁、干燥，便于愈合。
3. 告知产妇回病房休息后需注意阴道流血量情况，有肛门坠胀感及其他不适时应时及通知医生。2～4 h 间排尿一次，新生儿 24 h 间内避免搬动。

六、注意事项

1. 产程中应尽量保持胎膜完整，除非在胎儿即将娩出时，一般不做人工破膜。胎膜破裂时应及时听胎心并做阴道检查，了解有无脐带脱垂。
2. 胎儿脐部娩出后一般应于 8 min 内结束分娩，以免脐带受压时间过长而致新生儿缺氧。
3. 临产后羊水中混有胎粪并不表示胎儿缺氧，因胎儿腹部受压可能会有粪便排出。

4. 产程中出现以下情况应考虑改行剖宫产术：

(1) 宫缩乏力，产程进展缓慢。

(2) 胎儿窘迫。

(3) 脐带脱垂胎儿尚存活，能及时进行剖宫产者。

(4) 宫口开全后先露位置仍高，估计经阴道分娩有困难者。

5. 检查新生儿有无股骨、肱骨、锁骨骨折，臂丛神经损伤及颅内出血。

考核评分标准见表 17-1。

表 17-1 臀位阴道助产术考核评分标准

项 目		考核内容及要求	分值
素质要求		着装规范、整洁，举止端庄，指甲已修剪，洗手，戴口罩	5
操作前准备		环境准备：安静、整洁、室温 24～26℃，湿度 50％～60％	5
		物品准备：胎儿模型、骨盆模型、产妇模型	5
		助产士准备：修剪指甲，穿工作服，戴帽子、口罩	5
操作步骤	助产前准备	外科洗手，消毒会阴，穿手术衣，戴无菌手套	5
	堵臀	时间：宫口开大 4～5 cm，直至宫口开全，会阴隆起时手掌感到较大压力，阴道及宫颈充分扩张时停止，每 5～10 min 听一次胎心	10
	臀位助娩术	产科铺巾，导尿，会阴侧切术；做好新生儿窒息复苏的准备	5
		胎臀自然娩出：胎臀自然娩出至脐部，松解脐带	5
		牵引躯干：治疗巾包裹胎儿下肢及臀部，向下向外牵引，并转动使双肩间径在入口前后径	10
		上肢助产滑脱法： (1) 娩后肩：①右手握住胎儿双足，向前上方提，使后肩显露于会阴；②左手示指、中指伸入阴道，按压胎儿后上肢肘关节处，协助后肩及肘关节沿胸前滑出阴道	10
		(2) 娩前肩：将胎体放低，前肩由耻骨弓自然娩出	5
		(3) 助娩胎头：①将胎背转至前方；②胎体骑跨在术者左前臂上，左手中指伸入胎儿口中，示指及无名指扶于两侧上颌骨；③右手中指压低胎头枕部使其俯屈，示指及无名指置于胎儿两侧锁骨上，先向下牵拉，同时助手在产妇下腹正中施适当压力，使胎头保持俯屈；④胎头枕部低于耻骨弓时，逐渐将胎体上举，以枕部为支点娩出胎头；⑤脐部娩出后 2～3 min 娩出胎头，最长不超过 8 min	15
	健康教育	内容正确、完整，动作熟练	5
	综合评价	具有良好的沟通技巧，关爱孕妇，操作熟练，无菌观念强	10
总 分			100

（蔡红侠）

实验十八　肩难产处理

一、案例导入与思考

李女士，26岁，G_1P_0，妊娠39^{+6}周，LOA，单活胎。妊娠24周口服葡萄糖耐量试验（oral glucose tolerance test，OGTT）示：空腹血糖 6.0 mmol/L、服糖 1 h 间后血糖 11.0 mmol/L、2 h 间后血糖8.5 mmol/L，诊断为妊娠期糖尿病，予饮食控制，分娩时体重较孕前增加20 kg。B超估计胎儿体重大于 4.0 kg。孕妇及家属强烈要求行阴道分娩。分娩过程中，胎头下降缓慢，胎头娩出后前肩不能娩出。结合本案例，作为助产士，思考：

1. 肩难产的高危因素有哪些？

2. 助产士应如何应对？

二、实验目的

1. 通过评估能够识别肩难产。

2. 能运用 HELPERR 手法协助医生处理肩难产，降低母婴的发病率及死亡率，改善母儿结局。

3. 能运用沟通技巧为个案进行健康教育指导。

4. 建立应急机制，训练团队协作能力。

三、实验准备

（一）评估

1. 评估产妇：产妇配合能力、精神、产力、产道和会阴情况。

2. 评估胎儿：胎头娩出后前肩能否顺利娩出，胎儿此时是否有缺氧危险。

（二）操作前准备

1. 环境准备：干净整洁，光线适中；关闭门窗，拉上围帘，调节室温至24～28℃。

2. 护士准备：着装整洁、规范，指甲已修剪。在有肩难产高危因素的产妇顺产时，应事先告诉上级医师、新生儿科医师及做好新生儿抢救准备。

3. 产妇准备：向产妇及其家属解释目前状况及操作目的，安抚产妇，提前充分告知，取得产妇及其家属的同意与积极配合，签署知情同意书。

4. 物品准备：产包、利多卡因、10 mL 注射器、新生儿复苏台、气管插管等复苏器材和药品。

四、实验内容与步骤

HELPERR 法是美国妇产科医师学会推荐的处理肩难产的操作方法，包括以下几步：

1. 寻求帮助（help）：胎头娩出后，经外旋转轻轻牵拉不能娩出胎肩或出现胎头龟缩现象时，应意识到发生肩难产，立即启动院内急救系统，呼叫产科医师、麻醉科医师、新生儿科医师及有经验的助产士到场。

2. 判断是否行会阴侧切（evaluate）：未行侧切者立即行会阴切开术，若会阴切口过小应将切口延长。若经产妇会阴软组织较松，也可直接进行手法处理。

3. 屈曲大腿（legs）：McRobert法，简称Mc法。将产妇双腿极度屈曲贴近腹部，使髋部屈曲，拉直腰椎，突起骶椎，增加骨盆前后径，增大骨盆的入口平面，减少骨盆的倾斜度，可松解嵌顿的前肩。

4. 耻骨上加压（pressure）：产妇屈大腿，助手在耻骨联合上方触及胎儿前肩后，在此处加压30～60 s，将其推入耻骨联合下，也可从侧方（胎背位）施压，使胎肩内收，缩小双肩径，同时接产者向下、向后缓慢牵引胎头，协助嵌顿的前肩入盆并娩出（图18-1）。

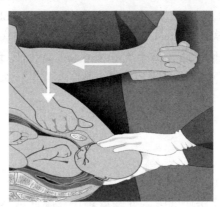

图18-1 耻骨上加压

（资料来源：https：//www.51wendang.com/doc/146ed17011696144ecd4a788/16）

5. 阴道内操作（enter）：即旋肩法。

（1）Rubin操作：从会阴后方进入胎儿前肩的后部，施力于肩胛骨，并旋转到斜颈上，以松解嵌顿的前肩使其娩出（图18-2）。

（2）Woods旋转操作：术者手沿着骶凹进入阴道，示指和中指放在胎儿后肩的前方，向胎背侧用力，旋转180°，使后肩转成前肩，通过旋转，使嵌顿的前肩从耻骨联合下松解娩出。Rubin操作和Woods旋转操作技巧是一致的（图18-3）。

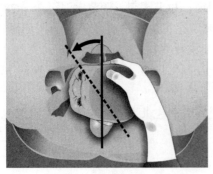

图18-2 Rubin法

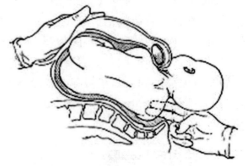

图18-3 Woods法

（资料来源：https：//www.51wendang.com/doc/146ed17011696144ecd4a788/20）

6. 牵出后臂（remove）：明确胎背的朝向，胎儿背部在母体右侧时用右手，在母体左侧时用左手。术者手顺着骶凹进入阴道，顺着胎儿后臂到胎儿肘前窝后，示指和中指在肘前窝加压使前臂顺着胸部屈曲，然后握住胎儿的手，以洗脸样动作轻柔拉出后臂，后臂娩出后，轻柔地牵引胎头（图18-4）。

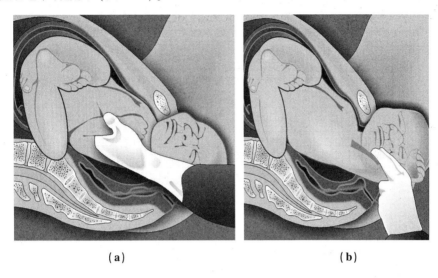

（a）　　　　　　　　　　　　　　　　（b）

图18-4　牵出后臂

（资料来源：https://www.51wendang.com/doc/146ed17011696144ecd4a788/22）

7. 转为四肢着床位（rool）：Gasbin法。协助产妇转身后双手、双膝着力，跪在产床上，增加骨盆前后径，试行所有阴道内操作，转动及利用胎儿的重力协助后肩通过骶骨岬，娩出胎儿。

8. 其他方法：当以上方法均无效时，还可采取锁骨离断法、胎头复位法（Zavanelli法）、耻骨联合切开，预后可能不良，需严格掌握适应证，谨慎使用。

9. 整理，记录。

五、健康教育

1. 孕期向产妇提供产前、产时及产后相关保健知识。

2. 分娩时鼓励产妇进水、进食，必要时静脉补充液体，减少产力异常的发生。

3. 指导产妇每2 h间排空一次膀胱。

六、注意事项

1. 严格按照肩难产的步骤有序进行，考虑从增大骨盆的空间和减小双肩径两个方面接触嵌顿的胎肩，不可忙乱地按压宫底及粗暴牵拉胎头。

2. 在行耻骨上加压时，绝对不能在耻骨联合上向下加压，以免加重胎肩嵌顿。

3. 行锁骨离断法时应避免损伤肺脏。

考核评分标准见表18-1。

表 18-1　肩难产处理考核评分标准

项　目	要　求	标准分
素质要求	着装规范、整洁，举止端庄，指甲已修剪，洗手，戴口罩	5
操作前准备	环境准备：光线充足，温度适宜，拉上围帘 物品准备：产包、利多卡因、10 mL 注射器、新生儿复苏台、气管插管等复苏器材和药品	5
	产妇准备：核对，评估病情，向产妇及其家属解释目前状况及操作目的，安抚产妇，充分告知，取得其合作 工作人员准备：产科医生、麻醉科医生、新生儿科医生、有经验的助产士	5
操作过程	正确判断肩难产助产的时机	5
	寻求帮助（help）：发生肩难产时，立即启动院内急救系统，呼叫产科医师、麻醉科医师、新生儿科医师及有经验的助产士到场	5
	判断是否会阴侧切：未行侧切者立即行会阴切开术，若会阴切口过小应将切口延长；若经产妇会阴软组织较松，也可直接进行手法处理	5
	屈曲大腿：将产妇双腿极度屈曲贴近腹部，使髋部屈曲	5
	耻骨上加压：产妇屈大腿，助手在耻骨联合上方触到胎儿前肩后，在此处加压 30～60 秒	5
	阴道内操作：Rubin 操作，从会阴后方进入胎儿前肩的后部，施力于肩胛骨，并旋转到斜颈上，以松解嵌顿的前肩使其娩出	10
	阴道内操作：Woods 旋转操作，沿着骶凹进入阴道，示指和中指放在胎儿后肩的前方，向胎背侧用力，旋转 180°，使后肩转成前肩	10
	牵出后臂：顺着胎儿后臂到胎儿肘前窝后，示指和中指在肘前窝加压使前臂顺着胸部屈曲，然后握住胎儿的手，以洗脸样动作轻柔拉出后臂，后臂娩出后，轻柔地牵引胎头	10
	转为四肢着床位：协助产妇转身后双手、双膝着力，跪在产床上，转动及利用胎儿的重力协助后肩通过骶骨岬，娩出胎儿	5
	其他方法：当以上方法均无效时，还可采取锁骨离断法、胎头复位法、耻骨联合切开，预后可能不良，需严格掌握适应证，谨慎使用（口述）	5
操作后处理	娩出胎盘，缝合会阴切口	5
	整理用物，洗手，记录	5
健康教育	内容正确，动作熟练	5
综合评价	具有良好的沟通技巧，关爱孕妇，操作熟练，无菌观念强	5
总　分		100

（林文华）

实验十九　妇科常规检查及阴道分泌物取检

一、案例导入与思考

王女士，29 岁，已婚。近一个多月王女士阴道瘙痒伴分泌物增多，呈稀薄灰黄色，有臭味，到医院门诊就诊。结合本案例，作为妇科门诊护士，思考：

1. 采集健康史方法和内容有哪些？
2. 对该女士进行身体评估的方法和内容有哪些？

二、实验目的

1. 能运用所学知识正确、完整地采集健康史。
2. 能熟练完成妇科检查的物品准备及护理配合工作。
3. 能运用沟通技巧为个案进行健康教育指导。

三、实验准备

（一）评估病人

1. 了解病人的婚姻状况及月经史，是否处于月经期或有无阴道出血，评判有无妇科检查的禁忌证。
2. 评估病人身体状况。

（二）检查前准备

1. 环境准备：干净整洁，光线适中；关闭门窗，拉上围帘，调节室温至 24～28℃。
2. 护士准备：着装整洁、规范，指甲已修剪。
3. 病人准备：核对病人信息，与病人沟通，解释操作目的、操作流程，嘱病人检查前排空膀胱。
4. 物品准备：阴道窥器 1 个、一次性手套 1 双、一次性干净臀垫 1 块、妇科检查模型、润滑油、长棉签若干、长镊子 1 把、棉球、试管、试管架、0.9％生理盐水、10％氢氧化钾溶液等。

四、实验内容与步骤

（一）外阴检查

1. 核对病人信息。
2. 体位：铺臀垫后，协助病人上妇科检查床，脱去一侧裤腿，取膀胱截石位，显露外阴。
3. 视诊：观察外阴的发育、阴毛的多少及分布情况，观察外阴有无畸形、水肿、炎症、溃疡，观察外阴皮肤和黏膜的色泽、厚薄及有无萎缩等。用手分开小阴唇，显露并观察尿道口、阴道口及处女膜。

未婚者处女膜多完整未破，中间有孔，勉强可容示指；已婚者阴道口可容纳两指通过；经产妇处女膜仅余残痕或会阴有切开缝合瘢痕。必要时让病人屏气向下用力，观察有无阴道前后壁膨出、子宫脱垂或尿失禁等。

（二）阴道窥器检查，取阴道分泌物

1. 检查窥器：选取阴道窥器，并检查阴道窥器张合是否灵活、能否扣紧，正中旋钮是否悬紧，最后用棉球将润滑剂涂抹在阴道窥器的鸭嘴上。

2. 放置阴道窥器（妇科检查模型上）：一手持阴道窥器，另一手分开两侧小阴唇，暴露阴道口，将两叶合拢的阴道窥器沿阴道后侧壁斜行缓慢插入阴道内，旋转阴道窥器以暴露并观察阴道前后壁黏膜情况。阴道窥器进入阴道约 3/4 深处时，缓慢张开阴道窥器两叶，看到宫颈后进一步推进窥器使两叶前端置于阴道前后穹隆处，充分暴露宫颈（图19-1）。

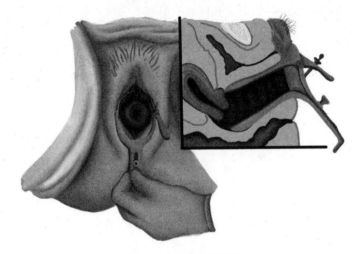

图19-1　阴道窥器检查

（资料来源：谢幸，苟文丽. 妇产科学［M］. 8版. 北京：人民卫生出版社，2015：266-269.）

3. 观察：观察宫颈情况、阴道穹隆处白带的量和性质、阴道壁及穹隆部黏膜等情况。

4. 取阴道分泌物：用棉签在阴道后穹隆处或宫颈分泌物较多位置取少许分泌物放试管送检。白带检查中若找到活动的阴道毛滴虫即可确诊为滴虫性阴道炎，找到假丝酵母菌的芽孢或假菌丝即可确诊为外阴阴道假丝酵母菌病。

5. 取出阴道窥器：扭松侧壁旋扭，缓慢合拢阴道窥器两叶，沿阴道后壁方向边旋边退出阴道窥器。

（三）双合诊检查

1. 检查者戴一次性无菌手套，右手示指、中指蘸少许润滑剂。

2. 阴道检查：用左手拇指及示指轻轻分开小阴唇，右手示指、中指合拢，顺阴道后壁轻轻插入，右手大拇指与示、中指配合按压外阴，检查阴道黏膜皱襞弹性，有无包块、触痛，了解阴道是否通畅及阴道深度等。

3. 阴道穹隆及宫颈检查：

（1）轻轻转动示指、中指，扪清阴道后穹隆是否饱满，有无触痛、包块等，扪清宫颈大小、形状、质地及位置。

（2）检查宫颈举摆痛：右手掌心向上，将示指、中指置于后穹隆处，向上向前抬举宫颈，其后将示指、中指分开分别置于右穹隆及左穹隆（宫颈左右两侧），夹住宫颈，左右轻轻摆动。

4．子宫检查：检查者左手掌心向下，手指平放在病人腹部平脐处（耻骨联合上方），向下按压，边压边向耻骨联合部移动，同时阴道内手指在后穹隆处向上向前方抬举宫颈，通过检查者双手配合，扪清子宫大小、位置、活动度及形状、质地，有无压痛及反跳痛。

5．双侧附件检查：

（1）将阴道内两指由宫颈后方移到一侧穹隆部，尽可能往盆腔深部抬举扪触，同时，检查者另一手从同侧下腹壁髂嵴水平开始，由上往下按压腹壁，通过两手配合，检查该侧附件区有无包块、增厚及有无触痛等（图19-2）。

（2）同样的方法检查另一侧附件区。

6．沿阴道后壁推出阴道内手指，检查完毕。

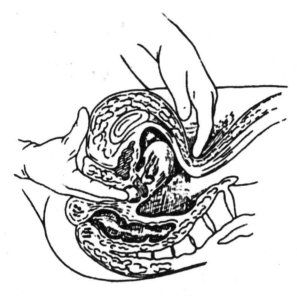

图19-2　双合诊

（资料来源：谢幸，苟文丽．妇产科学［M］．8版．北京：人民卫生出版社，2015：235.）

（四）三合诊检查

1．检查者一手示指放入阴道，中指放入直肠，另一手在腹部进行检查，以弥补双合诊的不足（图19-3）。

2．检查内容：了解后倾或后屈子宫的大小，了解子宫后壁、直肠子宫陷凹、宫骶韧带及盆腔后壁情况；多用于生殖器官肿瘤、结核、子宫内膜异位症、盆腔炎症的检查。

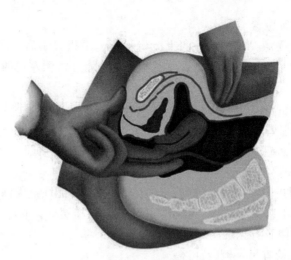

图 19-3　三合诊

（资料来源：谢幸，苟文丽. 妇产科学［M］. 8 版. 北京：人民卫生出版社，2015：266-269.）

（五）直肠-腹部诊

1. 方法：一手示指伸入直肠，另一手在腹部配合检查（图 19-4）。

2. 检查内容：同双合诊（适用于未婚、阴道闭锁者，或阴道出血不宜做阴道检查者）。

（六）整理、记录

协助病人整理衣裤并搀扶其下检查床，撤掉臀垫放到污物桶。操作后将物品归位，垃圾分类处理，洗手，记录检查结果。

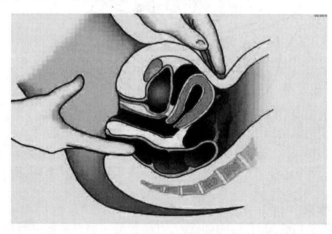

图 19-4　直肠-腹部诊

（资料来源：谢幸，苟文丽. 妇产科学［M］. 8 版. 北京：人民卫生出版社，2015：266-269.）

五、健康教育

1. 阴道炎治疗期间禁止性生活及阴道灌洗。

2. 保持外阴清洁干燥。

3. 避免辛辣等刺激性饮食；服甲硝唑或替硝唑期间及停药后 72 h 间内禁止饮酒，若哺乳期用药则不宜哺乳。

4. 内裤及外阴擦洗的毛巾应煮沸 5～10 min，使用专用盆清洗，洗后最好放到阳光下晾晒。

5. 即使白带减少或症状减轻也要坚持服药，遵医嘱连服两个或三个疗程以上。

6. 下次月经干净后 3～7 天来医院复查白带。

7. 有异常情况需做其他相关检查。

8. 如有不适，随时就诊。

六、注意事项

1. 行常规妇科检查时嘱病人排空膀胱后取截石位，而尿瘘病人无须排空膀胱和取截石位。

2. 月经期或有阴道流血者一般不做阴道检查，必须做检查者应严格消毒外阴阴道，使用无菌手套，以防发生感染。每检查一人，应更换置于臀部下面的垫单或纸巾（一次性使用），做到一人一垫，防交叉感染。

3. 对未婚女子禁行阴道检查，禁用阴道窥器，可用示指放入直肠内，行直肠-腹部诊。如确须检查，应向病人及家属说明情况并征得本人和家属签字同意后，方可用示指缓慢放入阴道内扪诊。

4. 男性医务人员进行检查时，必须有其他女性医务人员在场，以避免病人产生紧张心理和发生不必要的误会。

5. 对年龄大、体质虚弱者，应协助其上下检查床以避免摔伤，遇危重或不宜搬动的病人可以在病床上检查，检查时应观察其血压、脉搏、呼吸的变化，配合医生积极抢救以免延误诊治。

6. 疑有盆腔病变的腹壁肥厚、高度紧张、检查不合作或未婚者，若盆腔检查不满意，可行 B 超检查，必要时可在麻醉下进行盆腔检查。

考核评分标准见表 19-1。

表 19-1　妇科常规检查及阴道分泌物取检考核评分标准

项　目		要　求	标准分
素质要求		服装、鞋帽整洁，举止端庄，洗手，戴口罩	5
操作前准备		环境准备：光线充足，温度适宜，拉上围帘	2
		物品准备：治疗盘（弯盘1个、窥阴器、润滑剂、活检钳）、消毒棉球数个、棉签、刮板、手套、一次性臀垫等	3
		病人准备：核对病人，评估病情，解释操作目的，嘱其排空膀胱	5
操作过程	核　对	再次核对病人	5
	病人准备	铺一次性臀垫，病人呈膀胱截石位，暴露外阴良好，注意保暖，站于右侧或病人两腿之间	5
	外阴检查	视诊阴阜、阴毛、大阴唇、小阴唇、尿道口、阴道口	5
	窥器检查	戴手套，右手持窥阴器→涂润滑剂→左手分开小阴唇→右手将窥阴器合拢沿阴道后侧壁斜行插入，边放入边转成正位，暴露宫颈，固定侧部螺丝→观察阴道和宫颈→取出窥阴器置消毒桶内浸泡	10
	取分泌物	动作轻柔，方法正确，无污染	5
	双合诊检查	右手戴手套→右手示指和中指并拢放入阴道→另一手在腹壁与其配合检查→检查阴道、宫颈、子宫和附件	10
	三合诊检查	右手示指放入阴道→中指放入直肠→另一手在腹壁与其配合检查→检查阴道、宫颈、子宫和附件	10
	直肠-腹部诊	一手示指伸入直肠，另一手在腹部配合检查→检查阴道、宫颈、子宫和附件	10
操作后处理		再次核对信息，洗手，记录，将物品归位，垃圾分类处理	10
健康教育		内容正确，动作熟练	5
综合评价		具有良好的沟通技巧，关爱病人，动作到位，无菌观念强	10
总　分			100

（戴嘉喜）

实验二十　阴道擦洗（冲洗）与上药

一、案例导入与思考

王女士，28 岁，自述不洁性交后 2 天白带量增多，色黄如脓，外阴、阴道奇痒如虫爬，伴尿频、尿急、尿痛、口苦口干，心烦难寐。妇科检查：外阴、阴道潮红，阴道分泌物多，呈黄白色脓性、泡沫状，带腥臭味。病人既往体健，无手术外伤史，无输血史，无药物过敏史，家族史无特殊。思考：结合病情，如何进行护理？

二、实验目的

1. 掌握阴道擦洗与上药适应证：
（1）阴道炎和慢性宫颈炎的局部治疗。
（2）妇科手术前的阴道准备。
（3）腔内放疗前后常规清洁擦洗。
2. 掌握阴道擦洗与上药禁忌证：
（1）妊娠期、产褥期。
（2）月经期或不规则阴道流血者。
（3）宫颈癌活动性出血者。
3. 能运用所学知识做好操作前评估及准备工作。
4. 能熟练完成阴道擦洗（冲洗）与上药。
5. 能运用沟通技巧为个案进行健康教育指导。

三、实验准备

（一）评估病人
1. 了解病人的婚姻状况及月经史，是否处于月经期或有无阴道出血，评判有无阴道擦洗（冲洗）与上药的适应证和禁忌证。
2. 评估病人身体状况。
（二）检查前准备
1. 环境准备：干净整洁，光线适中；关闭门窗，拉上围帘，调节室温至 24～28℃。
2. 护士准备：着装整洁、规范，指甲已修剪。
3. 病人准备：核对病人信息，与病人沟通，解释操作目的、操作流程，嘱病人检查前排空膀胱。
4. 物品准备：阴道窥器 1 个、一次性检查手套 1 双、一次性干净臀垫 1 块、妇科检查模型、润滑油、碘伏棉球若干、带尾丝的棉球、妇检巾、灌洗器、灌洗液（1：5000 高锰酸钾溶液或 0.1％苯扎溴铵溶液等）、长棉签、大棉棒。

四、实验内容与步骤

(一) 阴道擦洗 (冲洗)

1. 外阴、阴道检查：核对病人信息，铺臀垫后，协助病人上检查床，观察外阴情况，放置窥阴器，观察阴道壁、宫颈及分泌物情况。

2. 阴道擦洗：先用消毒干棉签擦去宫颈及阴道后穹隆、阴道壁黏液或炎性分泌物，再用蘸有消毒液的棉球或棉签擦洗阴道壁。擦洗原则：自上而下，由内向外。

3. 阴道冲洗：操作者戴一次性手套，一手持冲洗头，先冲洗外阴。另一手分开小阴唇，将冲洗头沿阴道侧壁方向缓缓插入，至阴道后穹隆处，边冲洗边退出。冲洗原则：自上而下，由内向外，使阴道壁及穹隆各部均能被冲洗到 (图20-1)。

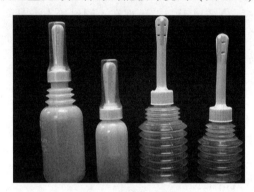

图20-1　阴道冲洗器

(资料来源：http://fk.99.com.cn/fkzl/612375.html)

(二) 阴道或宫颈上药

根据病人病情和药物性质采用不同的上药方法：

1. 纳入法：用于滴虫阴道炎、阴道假丝酵母菌病、老年性阴道炎、慢性宫颈炎等病人的治疗。常用的药物有甲硝唑、制霉菌素等药片或栓剂。护士可将药品用长镊子放至阴道后穹隆，一般应在临睡前上药，避免药片脱落，以保证药物的局部作用时间。可教会病人自行放置，病人于临睡前洗净双手或戴无菌手套或指套，用示指、中指将药片或栓剂沿阴道后壁推至阴道后穹隆。

2. 擦涂法：非腐蚀性药品用消毒棉球或长棉签蘸药液直接涂擦于阴道壁或宫颈；腐蚀性药品用消毒长棉签蘸少许药液涂抹于病灶局部表面，继而用生理盐水棉球擦去表面残余的药液，最后用干棉球吸干。

3. 宫颈棉球上药：适用于子宫颈急性或亚急性炎症伴有出血者。常用药物有止血药、消炎止血粉、抗生素等。用阴道窥器暴露宫颈，长镊子夹持带有尾线的宫颈棉球，浸蘸药液湿敷或压迫宫颈患处，先后取出阴道窥器和镊子，防止将棉球带出或移位，将棉球尾线露于阴道口外，用胶布固定于阴阜侧上方。12~24 h 后，牵引尾线取出棉球。

4. 喷雾器上药：适用于非特异性阴道炎及老年性阴道炎病人。各种阴道用药的粉剂均可用喷雾器喷射，使药物粉末均匀地散布于炎性组织表面上。

(三) 整理、记录

协助病人整理衣裤并搀扶其下检查床，撤掉臀垫放到污物桶内。操作后将物品归位，垃圾分类处理，洗手，记录检查结果。

五、健康教育

1. 对于经期或子宫出血者，应停止阴道上药，以免引起逆行感染。

2. 保持外阴清洁干燥，用药期间禁止性生活。

3. 阴道栓剂应于晚上或休息时上药，以免脱出影响治疗效果。

4. 避免辛辣等刺激性饮食；服甲硝唑或替硝唑期间及停药后 72 h 间内应禁止饮酒，若哺乳期用药则不宜哺乳。

5. 对于宫颈棉球上药者，指导病人按时取出阴道内的棉球。

6. 如有不适，随时就诊。

六、注意事项

1. 应用腐蚀性药物时，要注意保护好阴道壁及正常的组织，上药时，将纱布或干棉球垫于阴道后壁及阴道后穹窿，以免药液灼伤正常组织。药液涂好后用干棉球吸干，并如数取出所垫纱布或棉球。子宫颈若有腺囊肿，应先刺破，并挤出黏液后上药。

2. 棉签上的棉花必须捻紧，涂药时应向同一方向转动，防止棉花落入阴道难以取出。

3. 未婚妇女上药时不用窥器，用长棉签涂药，棉签上的棉花应捻紧，涂药时应向同一方向转动，以免棉花遗留在阴道内。

考核评分标准见表 20-1。

表 20-1　阴道擦洗（冲洗）与上药考核评分标准

项　目		要　求	标准分
素质要求		着装规范、整洁，举止端庄，指甲已修剪，洗手，戴口罩	5
操作前准备		环境准备：光线充足，温度适宜，拉上围帘	2
		物品准备：治疗盘（弯盘 1 个、窥阴器、润滑剂）、消毒棉球数个、棉签、生理盐水、手套、一次性臀垫等	3
		病人准备：核对，评估病情，解释操作目的，嘱其排空膀胱	5
操作过程	核　对	再次核对信息	5
	病人准备	铺一次性臀垫，病人取膀胱截石位，充分暴露外阴，注意保暖	5
	阴道检查	视诊外阴，放置窥阴器，检查阴道壁、宫颈及分泌物	5
	阴道擦洗/冲洗	自上而下、由内向外擦洗/冲洗阴道，使阴道壁及穹隆各部均能被擦/冲洗到	10
	阴道或宫颈上药	纳入法：用长镊子夹取药片（或栓剂）放置于阴道穹隆部；或无需阴道窥器，戴手套，一手分开大小阴唇，另一手示指将药片或栓剂推向阴道后壁深处	10
		擦涂法：用消毒棉球拭去宫颈黏液或炎性分泌物后，用消毒长棉签蘸取药液或药膏，均匀擦涂	10
		宫颈棉球上药：用长镊子夹持带有尾线的宫颈棉球，浸蘸药液湿敷或压迫宫颈患处，先后取出阴道窥器和镊子，棉球尾线露于阴道口外，用胶布固定尾线	10
		喷洒法：放置阴道窥器，将喷雾器对准患处，挤压，喷射出药物粉末，均匀地散布于炎性组织表面	10
操作后处理		再次核对病人，洗手，记录，将物品归位，垃圾分类处理	5
健康教育		内容正确、完整，操作熟练	5
综合评价		具有良好的沟通技巧，关爱病人，操作熟练，无菌观念强	10
总　分			100

（戴嘉喜）

实验二十一 宫内节育器放置、取出术

一、案例导入与思考

俞女士，31 岁，G_4P_2，目前无生育要求。结合本案例，作为护士，思考：如何指导该女士进行避孕？

二、实验目的

1. 掌握宫内节育器放置适应证：

凡生育期妇女无禁忌证、要求放置宫内节育器者。

2. 掌握宫内节育器放置禁忌证：

（1）妊娠或妊娠可疑。

（2）生殖道急性炎症。

（3）人工流产出血多、怀疑有妊娠组织物残留或感染可能；中期妊娠引产、分娩或剖宫产胎盘娩出后，子宫收缩不良有出血或潜在感染可能。

（4）生殖器肿瘤。

（5）生殖器畸形如纵膈子宫、双子宫等。

（6）宫颈内口过松、重度陈旧性宫颈裂伤或子宫脱垂。

（7）严重的全身性疾病。

（8）宫腔＜5.5 cm 或＞9.0 cm（除外足月分娩后、大月份引产或放置含铜无支架宫内节育器）。

（9）近 3 个月内有月经失调、阴道不规则出血。

（10）有铜过敏者。

3. 掌握取出术适应证：

（1）生理情况：

①计划再生育或已无性生活不需再避孕者。

②放置期限已满需更换者。

③绝经过渡期停经 1 年内。

④拟改用其他避孕措施或绝育者。

（2）病理情况：

①有并发症及副作用，经治疗无效。

②带器妊娠，包括宫内和宫外妊娠。

4. 掌握取出术禁忌证：

①并发生殖道炎症。

②全身情况不良或在疾病的急性期。

5. 熟悉宫内节育器放置、取出术基本操作流程。

6. 能熟练完成宫内节育器放置术和取出术的术前、术中、术后的护理。

7. 能运用沟通技巧对个案进行健康教育。

三、实验准备

（一）评估受术者

1. 评估该女士孕产史、既往月经情况、末次月经时间等。

2. 评估放、取宫内节育器的禁忌证。

3. 评估该女士的身体状况。

（二）操作前的准备

1. 环境准备：干净整洁，光线适中；关闭门窗，拉上床帘，调节室内温度至 24～28℃。

2. 护士准备：着装规范、整洁，举止端庄，指甲已修剪，洗手，戴口罩。

3. 受术者准备：核对信息，沟通解释操作目的、操作流程，嘱其排空膀胱。

4. 物品准备：

（1）治疗车、洗手液、碘伏原液、生活垃圾桶、医疗垃圾桶。

（2）无菌器械包：阴道窥阴器 1 个、消毒钳 2 把、宫颈钳 1 把、探针 1 根、放环器 1 把、取环器 1 把、宫颈扩张器 4 号～6 号各 1 根、弯盘 1 个、垫巾 1 块、洞巾 1 块、脚套 2 只、干纱布、棉球若干。

（3）无菌手套 1 双、节育器 1 个。

四、实验内容与步骤

（一）宫内节育器放置

1. 核对受术者信息。

2. 体位：铺垫单后，协助受术者上手术床，脱去裤子，取膀胱截石位，充分暴露外阴。

3. 外科洗手，消毒会阴、阴道，穿手术衣，戴无菌手套。

4. 双合诊检查子宫大小、位置及附件情况。

5. 更换手套，用阴道窥器暴露、消毒宫颈后，用宫颈钳钳夹宫颈前唇或后唇，用子宫探针探测宫腔深度。

6. 将选好的节育器轻轻推入宫腔直达宫底，带有尾丝者，在宫外 2 cm 处剪断尾丝。观察无出血后，取下宫颈钳和阴道窥器。

7. 协助受术者更换卫生垫，整理衣裤，并整理好床单位。

8. 整理用物，洗手，记录。

（二）宫内节育器取出术

术前准备同放置术，常规消毒外阴、阴道，铺无菌巾，用子宫探针探测宫腔深度及节育器，用取环钩或取环钳将节育器取出，用干棉球擦拭血迹，取下宫颈钳和阴道窥器（图 21-1）。协助受术者更换卫生垫，整理衣裤、床单位。

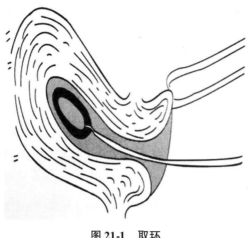

图 21-1　取环

（资料来源：顾平，马常兰，许红.妇产科护理学实训指导［M］.湖北：华中科技大学出版社.2016：121.）

五、健康教育

1. 2 周内禁止性生活和盆浴，保持外阴清洁，预防感染。

2. 术后休息 3 天，1 周内避免过重的体力劳动和过度运动。

3. 宫内节育器放置后可能出现少量的阴道出血及下腹部不适感，若出现出血量超过月经量、腹痛或者发热等症状，应及时就诊。

4. 放置宫内节育器后 3 个月内，尤其是月经期间，应注意宫内节育器是否脱出。

5. 出现以下情况应取下宫内节育器：放置后出现不良反应经过治疗无效；带器妊娠；节育器变形，部分脱出；绝经 3~6 个月。

6. 放置节育器后 1 个月、3 个月、半年、1 年各随访 1 次，以后每年 1 次，每次月经后检查，出现异常随时复查。

六、注意事项

1. 注意保暖和遮挡受术者。

2. 所有物品均为灭菌消毒物品，严格无菌操作。

3. 放置时间：

（1）月经干净 3~7 天，避免性生活。

（2）产后 42 天子宫恢复正常大小，恶露干净，会阴切口已愈合。

（3）剖腹产术后半年，哺乳期排除早孕。

（4）人工流产术后，宫腔深度<10 cm 者。

4. 根据宫腔的深度选择合适的节育器，通常宫腔深度≤7 cm 者选用 26 号，>7 cm 者选用 28 号。

考核评分标准见表 21-1。

表 21-1　宫内节育器放置、取出术考核评分标准

项目		内容	分值
素质要求		着装规范、整洁，举止端庄，指甲已修剪，洗手，戴口罩	5
操作前准备		环境准备：干净整洁，光线适中，关闭门窗，拉上床帘，调节室内温度至 24～28℃	5
		物品准备：①治疗车、洗手液、碘伏原液。②无菌器械包：阴道窥器 1 个、消毒钳 2 把、宫颈钳 1 把、探针 1 根、放环器 1 把、取环器 1 把、宫颈扩张器 4 号～6 号各 1 根、弯盘 1 个、垫巾 1 块、洞巾 1 块、脚套 2 只、干纱布、棉球若干。③无菌手套 1 双、节育器 1 个。④治疗车下置：生活垃圾桶、医疗垃圾桶	5
		受术者准备：核对受术者信息，与受术者沟通，解释操作的目的、操作流程，嘱其排空膀胱	5
操作过程	核对解释	核对、解释，用屏风遮挡	5
	安置体位	将垫巾垫于臀下，协助受术者上手术床，脱去裤子，取膀胱截石位，充分暴露外阴	10
	放环	穿手术衣，戴无菌手套，铺无菌巾、脚套、洞巾	4
		用阴道窥器暴露、消毒宫颈，宫颈钳钳夹宫颈前唇或后唇，用子宫探针探测宫腔深度	8
		将选好的节育器轻轻推入宫腔直达宫底，若带有尾丝，则在宫外 2 cm 处剪断尾丝，观察无出血后，取下宫颈钳和阴道窥器	8
	取环	用子宫探针探测宫腔深度及节育器，用取环钩或取环钳将节育器取出	15
		如有尾丝，则用阴道窥器暴露宫颈后用卵圆钳取出	
操作后处理		再次核对病人，洗手，记录，将物品归位，垃圾分类处理	10
健康教育		内容正确，操作熟练	10
综合评价		具有良好的沟通技巧，关爱病人，操作熟练，无菌观念强	10
总　分			100

（吴亚乖）

实验二十二　人工流产术

一、案例导入与思考

苏女士，38岁，停经42天，要求终止妊娠。结合本案例，作为助产士，思考：指导该女士选择何种方式终止妊娠。

二、实验目的

1. 掌握人工流产术适应证：妊娠10周内要求终止妊娠而无禁忌证；患有某种严重疾病不宜继续妊娠。

2. 掌握人工流产术禁忌证：生殖道炎症；各种疾病的急性期；全身情况不良，不能耐受手术；术前两次体温在37.5℃以上。

3. 熟悉人工流产术基本操作流程。

4. 能熟练完成人工流产术的术前、术中、术后的护理。

5. 能运用沟通技巧对个案进行健康教育。

三、实验准备

（一）评估受术者
评估受术者停经时间，进一步核实孕周。评估有无人工流产禁忌证。

（二）操作前的准备

1. 环境准备：干净整洁，光线适中，关闭门窗，拉上床帘，调节室内温度至24～28℃，设施齐全。

2. 护士准备：着装规范、整洁，举止端庄，指甲已修剪，洗手，戴口罩。

3. 受术者准备：核对信息，沟通解释操作目的、操作流程及可能出现的并发症，签署知情同意书，嘱其排空膀胱。

4. 物品准备：

（1）治疗车、洗手液、碘伏原液、生活垃圾桶、医疗垃圾桶。

（2）无菌器械包：阴道窥器1个、宫颈钳1把、子宫探针1根、吸宫管3根（5号～8号）、连接管1根、橡胶管1条（80 cm）、宫颈扩张器9根（3.5号～8号）、弯盘1个、垫巾1块、洞巾1块、脚套2只、干纱布、有齿卵圆钳1把、刮匙4根（6号～8号、大号）、棉球数粒。

（3）无菌手套1副。

四、实验内容与步骤

(一) 人工流产负压吸引术

人工流产负压吸引术适合妊娠10周以内者。

1. 核对受术者信息。向受术者介绍手术的简要过程及术中配合要求，解除受术者思想顾虑。

2. 体位：铺垫单后，协助受术者上手术床，脱去裤子，取膀胱截石位，充分暴露外阴。

3. 戴手套，双合诊检查子宫大小、位置及附件情况。

4. 更换无菌手套。常规消毒外阴、阴道，铺无菌巾，整理器械。

5. 窥阴器暴露阴道，再次消毒宫颈后，用宫颈钳钳夹宫颈前唇或后唇，用子宫探针探测宫腔深度，判断宫腔大小与停经月份是否相符。

6. 以持笔势手法持宫颈扩张器，自3.5号扩张器开始，由小到大逐步扩张宫颈，直至大于所用吸管半个号或1个号。

7. 负压吸引：

(1) 将吸管与术前准备好的负压装置连接，调试负压。

(2) 依子宫方向将负压吸管徐徐送入宫腔，达宫底部后退少许，寻找胚胎着床处。

(3) 开放负压53~66 kPa (400~500 mmHg)，将吸管顺时针或者逆时针方向转动，并上下移动，吸到胚囊所在部位时吸管常有震动并感到有组织物流向吸管，同时有子宫收缩感和有宫壁粗糙感时，提示组织吸净，折叠并捏住皮管，取出吸管 (图22-1)。

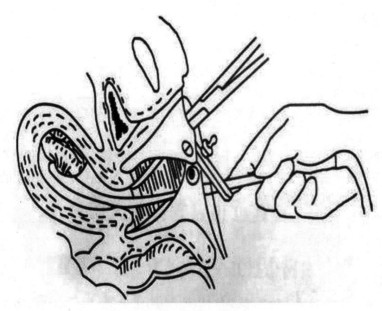

图22-1　宫内吸引

(资料来源：顾平，马常兰，许红. 妇产科护理学实训指导 [M]. 湖北：华中科技大学出版社，2016：123.)

8. 必要时亦可用小刮匙轻轻地刮宫底及双角，检查是否已吸干净。若考虑未吸净可将负压降至27~40 kPa (200~300 mmHg)，用小一号吸管按上述方法在宫腔内吸引1圈或 2 圈后，取出吸管。如组织卡在子宫口，可用卵圆钳将组织物取出。测量术后宫腔深度。

9. 用干纱布擦净血迹，除去宫颈钳，取出阴道窥器。

10. 将吸出物过滤，检查吸出胚胎及绒毛组织是否完整，并分别测量出血及组织的容量。

11. 送受术者到观察室休息 1～2 h 间，观察腹痛及阴道出血情况。

12. 洗手，记录。

（二）人工流产钳刮术

人工流产钳刮术适合妊娠 10～14 周者。

1. 钳刮人流术前 12～24 h 间，可用药物或行宫腔插管术刺激子宫颈口，使宫颈口放松以利于手术，并密切观察有无阴道出血及腹痛。

2. 用卵圆钳逐步钳出胎儿组织，其他操作方法同人工流产术。

五、健康教育

1. 负压吸宫术术后休息 2～3 周，钳刮术术后休息 4 周。

2. 禁止性生活和盆浴 1 个月，保持外阴清洁，预防感染。

3. 告知受术者术后如阴道出血量多、时间长，或者出现腹痛、发热等症状应随时就诊。

4. 对育龄妇女进行避孕方法指导。

六、注意事项

1. 注意保暖和保护隐私。

2. 所有物品均为灭菌消毒物品，严格无菌操作。

3. 手术前常规测量体温，两次体温超过 37.5℃以上者告知医生，暂停手术。

4. 手术过程中注意不要带有负压进出宫颈口，观察受术者是否出现人工流产综合征等情况。

5. 钳刮术术前插管后应嘱受术者绝对卧床休息，防止管子脱落，如有脱落应及时通知医生，不能自行回纳。

考核评分标准见表 22-1。

表 22-1　人工流产术考核评分标准

项　目		要　求	分值
素质要求		着装规范、整洁，举止端庄，指甲已修剪，洗手，戴口罩	5
操作前准备		环境准备：干净整洁，光线适中，关闭门窗，拉上床帘，调节室内温度至 26～28℃	5
		物品准备：①治疗车、洗手液、碘伏原液、生活垃圾桶、医疗垃圾桶。②无菌器械包：阴道窥阴器 1 个、宫颈钳 1 把、子宫探针 1 根、吸宫管 3 根（5 号～8 号）、连接管 1 根、橡胶管 1 条（80 cm）、宫颈扩张器 9 根（3.5 号～8 号）、弯盘 1 个、垫巾 1 块、洞巾 1 块、脚套 2 只、干纱布、有齿卵圆钳 1 把、刮匙 4 根（6 号～8 号、大号）、棉球数粒。③无菌手套 1 副	5
		受术者准备：核对信息，沟通解释操作的目的、操作流程及并发症，签署知情同意书，嘱其排空膀胱	5
操作过程	核对解释	再次核对、解释，用屏风遮挡	5
	安置体位	将垫巾垫于臀下，协助受术者上手术床，脱去裤子，取膀胱截石位，充分暴露外阴	5
	妇检消毒	戴手套，双合诊检查，更换无菌手套，消毒外阴、阴道，铺脚套、无菌巾、洞巾，合理摆放器械	5
	探查宫腔	用窥阴器扩张暴露阴道宫颈，再次消毒宫颈，用宫颈钳钳夹宫颈前唇或后唇，用子宫探针探测宫腔深度，判断大小是否与孕周相符	5
	扩张宫颈	用宫颈扩张器扩张宫颈，由 3.5 号逐步扩张宫颈至大于所用吸管半个号或 1 个号	5
	连接负压	助手协助连接吸管到负压吸引器上，调整负压大小	5
	吸　宫	将吸管缓慢送入宫底部，打开负压开关，顺时针吸宫腔 1 圈或 2 圈，有宫腔粗糙感提示吸净；可用小刮匙轻轻地刮宫底及双角，检查是否已吸干净，必要时再用低负压吸宫腔 1 圈	10
	内容物检查	检查吸出胚胎及绒毛组织是否完整，测量出血及组织的容量	5
	人工流产钳刮术	钳刮术前 12～24 h 间，使用药物或行宫腔插管术刺激子宫颈口扩张，用卵圆钳逐步钳出胎儿组织，其他操作方法同人工流产术	5
操作后处理		取舒适卧位，术后观察评估受术者生命体征及出血情况，洗手，记录，将物品归位，垃圾分类处理	10
健康教育		内容正确，操作熟练	10
综合评价		具有良好的沟通技巧，关爱病人，操作熟练，无菌观念强	10
总　分			100

（吴亚乖）

高仿真模拟教学案例一
正常分娩

课程："助产学""妇产科护理学"

适用对象：助产学、护理学专业学生

一、模拟教学目标：

1. 能正确评估分娩三个产程。
2. 能根据产程进展情况应用临床思维给予适宜的分娩照护。
3. 具有良好的沟通技巧、团队合作的能力以及解决问题的能力。

二、模拟教学流程

步骤	内容	时间安排
1	知识预习、角色分工	提前1周
2	教师介绍流程	5 min
3	提供案例信息，小组成员讨论	30 min
4	参观模拟现场，检查仪器、设备及物品	5 min
5	模拟案例运行（2组或3组）	40 min
6	引导性反馈及总结	40 min

三、模拟教学前学生的准备

1. 通过教材及网上查阅学习正常分娩的相关知识。

2. 复习相关的知识：胎产式、胎先露、胎方位判断、分娩的准备、产程及产力观察、保护会阴时机与手法、接生准备、会阴切开与缝合、新生儿出生后即刻护理、产后出血的识别与处理、胎盘处置、产后观察内容。

3. 小组成员明确分工，确定模拟教学中各自的角色与任务（2名或3名分工不同的助产士、一名医生、一名家属、一名记录员）。

四、模拟情景布置

1. 学生角色：2名或3名分工不同的助产士、一名医生、一名家属、一名记录员。

2. 情景场所：待产室、产房。

3. 模拟人的准备：科玛高仿真模拟人（四步触诊肚皮）。

4．所需用物：一般防护设备（洗手设备、锐器盒等）、血压计、心电监护、胎心监护仪、分娩球、中心吸氧装置、产包、器械包、婴儿包、冲洗壶、消毒大棉棒、碘伏、垫巾、橡胶手套、静脉输液盘、输液架、各种记录单、笔、病历夹等。

5．所需药物：乙肝疫苗、缩宫素、维生素 K_1。

五、模拟案例信息

（一）患者信息

安女士，初产妇，27 岁，G_1P_0，孕 40 周。

入院查体：T 36.2℃，P 84 次/分，R 18 次/分，BP 110/70 mmHg。产科检查：腹围 90 cm，宫高 33 cm，胎位 LOA，已入盆，胎心 128 次/分，骨盆外径测量为正常值。胎心监护 NST（－）检查评分 10。孕妇高中文化，因频繁宫缩，烦躁不安。

（二）模拟情景

1．第一幕

现在是 2019 年 6 月 21 日 20：00，你现在是待产室的值班助产士，现接到一名初产妇，门诊检查胎膜未破，宫口开大 2 cm，规律宫缩 4～5 min 一次，持续 30 s，产程进展正常，请根据产程进展情况提供适宜护理措施。

2．第二幕

经过 10 h 间后，现在是 2019 年 6 月 22 日 6：00，经检查：该产妇胎膜已破，宫口开全，你现在是产房的值班助产士，请根据产程进展情况提供适宜护理措施。

长期医嘱

姓名：__安妮__　　　科室：__产科三区__　　　　床号：__1102__　　　　住院号：__124224__

开始					停止			
日期	时间	医嘱内容	医师签名	护士签名	日期	时间	医师签名	护士签名
6-21	20：54	产前护理常规　qd	张强					
6-21	20：54	二级护理	张强					
6-21	20：54	普食	张强					
6-21	20：54	吸氧（半小时）bid	张强					
6-21	20：54	听胎心　　　q2h	张强					
6-21	20：54	测生命体征　q4h	张强					
6-21	20：54	左侧卧位　　qd	张强					
6-21	20：54	自数胎动　　tid	张强					

临时医嘱

姓名：___安妮___   科室：___产科三区___   床号：___1102___   住院号：___124224___

日期	时间	医嘱内容	医师签名	执行		执行护士
				日期	时间	
6-20	10：05	血常规五分类　　　　1 次	张强			
6-20	10：05	血凝四项　　　　　　1 次	张强			
6-20	10：05	尿常规　　　　　　　1 次	张强			
6-20	10：05	急诊全套　　　　　　1 次	张强			
6-20	10：05	产前检查　　　　　　1 次	张强			
6-20	10：05	备血（首次）　　　　1 次	张强			
6-20	10：05	血型鉴定（ABO+Rh）（输血科）1 次	张强			

(戴嘉喜)

高仿真模拟教学案例二
妊娠期高血压疾病

课程："助产学""妇产科护理学"

适用对象：助产学、护理学专业学生

一、模拟教学目标

1. 对妊娠期高血压的患者实施入院评估（健康史及孕产史、胎位、胎心音等）。

2. 针对评估结果（如血压高、头晕、水肿、抽搐等）采取相应的护理措施，促进孕妇及胎儿的健康。

3. 正确运用 SBAR ［现状（situation）、背景（background）、评估（assessment）、建议（recommendation）］沟通模式向医师汇报患者的情况。

4. 为患者及家属提供健康教育（解释评估、治疗措施、回应疑问，陪伴患者及家属等)。

二、模拟教学流程

步骤	内容	时间安排
1	知识预习、角色分工	提前 1 周
2	教师介绍流程	5 min
3	提供案例信息，小组成员讨论	30 min
4	参观模拟现场，检查仪器、设备及物品	5 min
5	模拟案例运行（2 组或 3 组）	40 min
6	引导性反馈及总结	40 min

三、模拟教学前学生的准备

1. 通过教材及网上查阅学习妊娠期高血压疾病的相关知识：妊娠期高血压疾病的病理、生理；妊娠期高血压疾病的相关影响因素；妊娠期高血压疾病可能引起的并发症；妊娠期高血压疾病、子痫的护理措施等。

2. 小组成员明确分工，确定模拟教学中各自的角色与任务（2 名或 3 名分工不同的责任护士、一名医生、一名家属）。

四、模拟情景布置

1. 学生角色：2 名或 3 名分工不同的责任护士、一名医生、一名家属。

2. 情景场所：产科病房。

3. 模拟人的准备：科玛高仿真模拟人，患者表情不适，头晕，恶心，下肢浮肿。

4. 所需用物：一般防护设备（洗手设备、锐器盒等）、心电监护、胎心监护仪、中心吸氧装置、听诊器、血压计、体温计、20 mL 注射器、采血针头、试管（血常规、凝血功能、血生化、尿常规等）、橡胶手套、静脉输液盘、输液架、各种记录单、笔、病历夹等。

5. 所需药物：解痉药（10％葡萄糖注射液 20 mL、25％硫酸镁注射液、5％葡萄糖注射液 500 mL、硝苯地平缓释片）。

五、模拟案例信息

（一）患者信息

安女士，27 岁，G_1P_0，停经 36 周，因"高血压，双下肢水肿一个月伴头晕 2 天"入院。患者平素月经规律，5/30 天，末次月经为 2019 年 3 月 26 日。停经 1 个月余，有恶心、呕吐症状，停经 3 个月自愈，停经 4 个月始感胎动，未行任何产检，1 个月前偶感头晕，当地医院测 BP 145/95 mmHg，未予药物治疗。无皮肤黄染、瘙痒。大小便正常。入院前 2 天，患者自觉头晕、眼花，休息后稍好转。本院门诊查 BP 180/110 mmHg，尿蛋白（＋＋＋），无急慢性传染病、外伤手术史及药物过敏史。婚育史：结婚两年，0-0-0-0。

孕妇小学文化，务农，对病情不了解、不重视。

（二）模拟情景

现在是 2019 年 12 月 5 日晚上 8 点，你现在是产科病房的值班护士，负责接诊患者。

1. 第一幕

入院查体：T 36.2℃，P 84 次/分，R 18 次/分，BP 162/105 mmHg。产科检查：腹围 90 cm，宫高 30 cm，胎位 LOA，未入盆，无宫缩，胎动良好，胎心 128 次/分，宫颈管未消失，宫口未开。骨盆外径测量为正常值。胎心监护 NST（－）检查评分 10 分。B 超示单胎，双顶径 89 mm，羊水指数 10.0 cm，胎盘功能 II 级。

2. 第二幕

T 36.3℃，P 82 次/分，R 18 次/分，BP 181/112 mmHg。子痫抽搐 1 min。

长期医嘱

姓名：___安妮___　　科室：___产科三区___　　　　床号：___1131___　　　　住院号：___124224___

开始					停止			
日期	时间	医嘱内容	医师签名	护士签名	日期	时间	医师签名	护士签名
12-5	20：54	产前护理常规　　qd	张强					
12-5	20：54	妊高症护理常规　qd	张强					
12-5	20：54	一级护理	张强					
12-5	20：54	低盐饮食	张强					
12-5	20：54	吸氧（半小时）bid	张强					
12-5	20：54	听胎心　　q2h	张强					
12-5	20：54	测血压　　q4h	张强					
12-5	20：54	测心率　　q4h	张强					
12-5	20：54	左侧卧位　qd	张强					
12-5	20：54	自数胎动　　tid	张强					
12-5	20：54	拉贝洛尔 100 mg po tid	张强					
12-5	20：54	安定 5 mg iv prn	张强					

临时医嘱

姓名：___安妮___　　　科室：___产科三区___　　　床号：___1131___　　　住院号：___124224___

日期	时间	医嘱内容	医师签名	执行		执行护士
				日期	时间	
12-5	20：54	血常规五分类	张强			
12-5	20：54	血凝四项	张强			
12-5	20：54	尿常规加尿沉渣	张强			
12-5	20：54	24 h 间尿蛋白定量测定	张强			
12-5	20：54	急诊免疫全套	张强			
12-5	20：54	产前检查	张强			
12-5	20：54	10％葡萄糖注射液　　20 mL 25％硫酸镁注射液　　5 g 15 min 内缓慢静脉注射	张强			
12-5	20：54	5％葡萄糖注射液　　500 mL 25％硫酸镁注射液　　7.5 g 静脉滴注　速度每小时 1.5 g	张强			

（茅　清）

高仿真模拟教学案例三
脐带脱垂

课程： "助产学""妇产科护理学"

适用对象： 助产学、护理学专业学生

一、模拟教学目标

1. 对新入院的患者实施入院评估（既往史、孕产史、阳性体征、胎位、胎心音、宫口及羊水情况等）。

2. 针对异常结果采取应急措施，促进孕妇及胎儿的健康。

3. 正确运用 SBAR 沟通模式向医师汇报患者的情况。

4. 为患者及家属提供健康教育（解释评估、治疗措施、回应疑问，陪伴患者及家属等）。

二、模拟教学流程

步骤	内容	时间安排
1	知识预习、角色分工	提前 1 周
2	教师介绍流程	5 min
3	提供案例信息，小组成员讨论	30 min
4	参观模拟现场，检查仪器、设备及物品	5 min
5	模拟案例运行（2 组或 3 组）	40 min
6	引导性反馈及总结	40 min

三、模拟教学前学生的准备

1. 通过教材及网上查阅学习脐带脱垂的相关知识：脐带脱垂的定义；脐带脱垂的病因；脐带脱垂对母儿的影响；脐带脱垂的处理原则等。

2. 小组成员明确分工，确定模拟教学中各自的角色与任务 [2 名分工不同的助产士、两名医生（一线和二线医生）、一名家属]。

四、模拟情景布置

1. 学生角色：2 名助产士（分工不同）、两名医生（一线和二线医生）、一名家属。

2. 情景场所：产科病房。

3. 模拟人的准备：科玛高仿真模拟人，患者自诉阴道有液体流出。

4. 所需用物：一般防护设备（洗手设备、锐器盒等）、胎心监护仪、胎心多普勒、中心吸氧装置、听诊器、测血压袖带、体温计、采血针头、试管（查血常规、出凝血功能、血生化等）、橡胶手套、治疗盘、各种记录单、笔、病历夹等。

五、模拟案例信息

（一）患者信息

安女士，30 岁。停经 40 周，自诉下腹疼痛 2 h 间。拟 "G_1P_0，孕 40 周，宫内妊娠，LOA，单活胎" 于 5 月 2 日 15：00 入院。

入院生命征：T 36.2℃，P 84 次/分，R 19 次/分，BP 120/70 mmHg。

产科检查：腹围 94 cm，宫高 33 cm，胎位 LOA，胎心 128 次/分，先露：头，浮。骨盆外测量（23—25—19—9）cm，骨盆评分：5 分。阴道指检：宫口开 1 指，先露棘上 3 cm，胎膜存。胎心监护 NST 有反应型。

B 超示单胎，双顶径 93 mm，羊水指数 88 mm，胎盘功能 Ⅱ 级。

初步诊断：G_1P_0，孕 40 周，宫内妊娠 LOA，单活胎。

（二）模拟情景

孕妇安妮正处于潜伏期，于 18：00 自诉阴道有水流出，助产士 A 立即给予听胎心，发现胎心 80 次/分，立即行阴道检查，宫口开 2 cm，先露棘上 3 cm，胎头边缘触及条索状物，有搏动，立即上推胎头同时大声呼救。助产士 B 立即报告医生并予抬高臀部、面罩吸氧、持续胎心监护等，同时积极做好术前准备。一线医生立即通知上级医生、麻醉科医生及新生儿科医生。于 18：15 在全麻下行子宫下段剖宫产术，18：18 娩出一女活婴，3200 g，Apgar 评分：7—10—10 分。

长期医嘱

姓名：__安妮__   科室：__产科一病区__   床号：__30504__   住院号：__368256__

开始					停止			
日期	时间	医嘱内容	医师签名	护士签名	日期	时间	医师签名	护士签名
5-2	15：15	产前护理常规　qd	张强					
5-2	15：15	二级护理　　　qd	张强					
5-2	15：15	普食　　　　　prn	张强					
5-2	15：15	中心吸氧（半小时）bid	张强					
5-2	15：15	胎心监护　　　qd	张强					
5-2	15：15	自数胎动　　　tid	张强					
5-2	15：15	左侧卧位　　　qd	张强					
5-2	15：15	胎心多普勒　　q2h	张强					

临时医嘱

姓名：安妮　　　　科室：产科一病区　　　　　床号：30504　　　　住院号：368256

日期	时间	医嘱内容	医师签名	执行		执行护士
				日期	时间	
5-2	15：15	产前检查	张强			
5-2	15：15	会阴护理	张强			
5-2	15：15	宫颈内口探查术	张强			
5-2	15：15	血常规（六分类）	张强			
5-2	15：15	凝血筛查	张强			
5-2	15：15	胎心监护	张强			
5-2	15：15	中心吸氧	张强			
5-2	15：15	尿液分析	张强			
5-2	18：05	面罩吸氧8升/分	张强			
5-2	18：05	备皮	张强			
5-2	18：05	导尿（留置导尿）	张强			
5-2	18：05	急诊剖宫产术	张强			

（谢玉梅）

高仿真模拟教学案例四
产后出血

课程："助产学""妇产科护理学"
适用对象：助产学、护理学专业学生

一、模拟教学目标

1. 对产后出血的患者实施出血量的评估。
2. 针对产后出血病因采取相应的护理措施，促进产妇的健康。
3. 正确运用 SBAR 沟通模式向医师汇报患者的情况。
4. 为患者提供健康教育及心理指导。

二、模拟教学流程

步骤	内容	时间安排
1	知识预习、角色分工	提前 1 周
2	教师介绍流程	5 min
3	提供案例信息，小组成员讨论	30 min
4	参观模拟现场，检查仪器、设备及物品	5 min
5	模拟案例运行（2 组或 3 组）	40 min
6	引导性反馈及总结	40 min

三、模拟教学前学生的准备

1. 通过查阅教材及网上检索学习产后出血的相关知识：产后出血的定义、病因、临床表现；失血量的测定及估计的方法；产后出血的治疗原则及主要护理措施等。

2. 小组成员明确分工，确定模拟教学中各自的角色与任务（2 名或 3 名责任护士、医生、家属）。

四、模拟情景布置

1. 学生角色：2 名或 3 名分工不同的责任护士、医生、家属。
2. 情景场所：产科病房、产房。
3. 模拟人的准备：科玛高仿真模拟人，患者眩晕、面色苍白、乏力，脉搏快而细弱。
4. 所需用物：一般防护设备（洗手设备、锐器盒等）、心电监护、中心吸氧装置、

体温计、记血量盆，记血量垫子，注射器（2 mL、20 mL）、采血针头、试管（查血常规、血栓弹力试验、常规生化全套检查、凝血四项+D-2 聚体、3P＋FDP、血气检验等）、橡胶手套、静脉输液盘、输液架、输液器、导尿包、各种记录单、笔、病历夹等。

5．所需药品：补液、促宫缩药（乳酸钠林格注射液 500 mL、复方氯化钠注射液、缩宫素注射液、卡贝缩宫素、卡前列素氨丁三醇注射液等）。

五、模拟案例信息

（一）患者信息

安女士，27 岁，G_3P_0，孕 40 周，宫内妊娠 LOA，单活胎。以"腹痛 4 h 间"为主诉于 17：00 入院待产。当天 20：00 经阴道分娩一活婴，胎儿娩出后 8 min 胎盘完整娩出。宫颈处有一裂伤，缝合修补后仍有阴道出血，呈间歇性，流血量约 600 mL。腹部检查子宫大而软，宫底脐上一指。患者出现眩晕、面色苍白、感乏力，脉搏快而细弱。

查体：T 37℃，P 128 次/分，R 24 次/分，BP 120/62 mmHg。检查：腹部检查子宫大而软，宫底脐上一指。

药物治疗：予缩宫素注射液 10 IU 肌肉注射；乳酸钠林格注射液 500 mL 静脉滴注；卡贝缩宫素静脉推注；复方氯化钠 500 mL＋缩宫素 10 IU 静脉滴注；卡前列素氨丁三醇注射液肌肉注射（详见医嘱单）。

（二）模拟情景

现在是 2019 年 6 月 10 日 20：00，你现在是产房的值班助产士/护士，负责此产妇的接生。

长期医嘱

姓名：__安妮__ 科室：__产科三区__ 床号：__1131__ 住院号：__124224__

开始					停止			
日期	时间	医嘱内容	医师签名	护士签名	日期	时间	医师签名	护士签名
6-10	20：10	产后护理常规　　qd	张强					
6-10	20：10	一级护理　　　　qd	张强					
6-10	20：10	产后饮食　　　　prn	张强					
6-10	20：10	留置尿管护理常规 qd	张强					
6-10	20：10	会阴护理　　　　bid	张强					
6-10	20：10	记24 h间出入量　qd	张强					
6-10	20：10	记尿量　　　　　q1h	张强					
6-10	20：10	持续心电监护　　qd	张强					
6-10	20：10	留置针护理　　　qd	张强					
6-10	20：10	吸氧3升/分　　　prn	张强					

临时医嘱

姓名：安妮　　　　科室：产科三区　　　　　床号：1131　　　　　住院号：124224

日期	时间	医嘱内容	医师签名	执行		执行护士
				日期	时间	
6-10	20：10	乳酸钠林格注射液 500 mL　ivgtt	张强			
6-10	20：10	缩宫素注射液 10 IU　im	张强			
6-10	20：10	血常规　st	张强			
6-10	20：10	血栓弹力试验　st	张强			
6-10	20：10	急诊生化全套检查　st	张强			
6-10	20：10	凝血四项+D-2 聚体　　st	张强			
6-10	20：10	3P+FDP　　st	张强			
6-10	20：10	血气检验　st	张强			
6-10	20：10	复方氯化钠注射液 500 mL 缩宫素注射液 10 IU　　ivgtt	张强			
6-10	20：10	静脉穿刺术（两路）	张强			
6-10	20：10	备悬浮红细胞 2 单位	张强			
6-10	20：10	特殊交叉配血	张强			
6-10	20：10	留置导尿　1 次	张强			
6-10	20：10	小抢救一次	张强			
6-10	20：10	生理盐水 10 mL 头孢呋辛 0.02　　皮试（　）	张强			
6-10	20：10	卡前列素氨丁三醇注射液 0.25 mg im	张强			
6-10	20：10	卡贝缩宫素注射液 100 ug iv	张强			

（王兰英）

高仿真模拟教学案例五
肩难产

课程："助产学"

适用对象： 助产学专业学生

一、模拟教学目标

1. 掌握肩难产的高危因素和需要警惕的因素，能够对临产孕妇实施评估。

2. 能够识别肩难产。

3. 正确运用 HELPERR 手法处理肩难产。

4. 为患者及家属提供健康教育（解释评估、治疗措施、回应疑问，陪伴患者及家属等）。

二、模拟教学流程

步骤	内容	时间安排
1	知识预习、角色分工	提前 1 周
2	教师介绍流程	5 min
3	提供案例信息，小组成员讨论	30 min
4	参观模拟现场，检查仪器、设备及物品	5 min
5	模拟案例运行（2 组或 3 组）	40 min
6	引导性反馈及总结	40 min

三、模拟教学前学生的准备

1. 通过教材及网上查阅学习肩难产的相关知识：肩难产的高危因素及需要警惕的因素；肩难产的诊断；肩难产处理的操作方法；肩难产相关的护理和健康宣教等。

2. 小组成员明确分工，确定模拟教学中各自的角色与任务（2 名或 3 名助产士、医生、家属）。

四、模拟情景布置

1. 学生角色：2 名或 3 名分工不同的助产士、医生、家属。

2. 情景场所：产房。

3. 模拟人的准备：科玛高仿真模拟人，孕妇分娩过程中，胎头下降缓慢，胎头娩出后前肩不能娩出。

4. 所需用物：产包、10 mL 注射器、新生儿复苏台、气管插管等复苏器材和药品、一般防护设备（洗手设备、锐器盒等）、各种记录单、笔、病历夹等。

5. 所需药物：利多卡因。

五、模拟案例信息

（一）患者信息

安女士，26 岁，G_1P_0，妊娠 39^{+6} 周，LOA，单活胎。妊娠 24 周 OGTT 示：6.0 mmol/L、11.0 mmol/L、8.5 mmol/L，诊断为妊娠期糖尿病，予饮食控制，至分娩时体重较孕前增加 20 kg。B 超估计胎儿体重大于 4.0 kg。孕妇及家属强烈要求行阴道分娩。

孕妇本科文化，职员，顺产意愿强烈。

（二）模拟情景

现在是 2019 年 12 月 5 日早上 8 点，你现在是产房的值班助产士/护士，负责接生产妇。

临时医嘱

姓名：<u>安妮</u>　　科室：<u>产科一区</u>　　床号：<u>630</u>　　住院号：<u>123456</u>

日期	时间	医嘱内容	医师签名	执行		执行护士
				日期	时间	
12-5	20：54	盐酸利多卡因注射液0.2g	张强			
12-5	20：54	神经阻滞麻醉（妇产科专用）	张强			
12-5	20：54	儿科会诊	张强			

（林文华）

高仿真模拟教学案例六
前置胎盘

课程："助产学""妇产科护理学"
适用对象：助产学、护理学专业学生

一、模拟教学目标

1. 对前置胎盘的患者实施入院评估（健康史及孕产史、胎位、胎心音等）。

2. 针对异常评估结果（如阴道出血等）采取相应的护理措施，改善孕妇及胎儿的健康状态。

3. 正确运用 SBAR 沟通模式向医师汇报患者的情况。

4. 为患者及家属提供健康教育（解释评估、治疗措施、回应疑问，陪伴患者及家属等）。

二、模拟教学流程

步骤	内容	时间安排
1	知识预习、角色分工	提前 1 周
2	教师介绍流程	5 min
3	提供案例信息，小组成员讨论	30 min
4	参观模拟现场，检查仪器、设备及物品	5 min
5	模拟案例运行（2 组或 3 组）	40 min
6	引导性反馈及总结	40 min

三、模拟教学前学生的准备

1. 通过教材及网上查阅学习前置胎盘的相关知识：前置胎盘的病理、生理；前置胎盘的相关影响因素；前置胎盘可能引起的并发症；前置胎盘术后包括产后出血的护理措施等。

2. 小组成员明确分工，确定模拟教学中各自的角色与任务（2 名或 3 名责任护士、医生、家属）。

四、模拟情景布置

1. 学生角色：2 名或 3 名分工不同的责任护士、医生、家属。

2. 情景场所：产科病房。

3. 模拟人的准备：科玛高仿真模拟人，患者表情不适，阴道流血，生命体征改变。

4. 所需用物：一般防护设备（洗手设备、锐器盒等）、胎心监护仪、中心吸氧装置、听诊器、血压计、体温计、20 mL 注射器、采血针头、试管（查血常规、凝血功能、血生化等）、止血带、橡胶手套、静脉输液盘、输液架、各种记录单、笔、病历夹等。

5. 所需药物：止血药（5%GS 注射液 500 mL、酚磺乙胺），新生儿脑保护药（0.9%氯化钠注射液 100 mL、0.9%氯化钠注射液 500 mL、25%硫酸镁注射液）。

五、模拟案例信息

（一）患者信息

安女士，34 岁，G_3P_1，因停经 33 周，阴道流血 1 h 间急诊步行入院。停经 1 个月余有恶心、呕吐，3 个月自愈，4 个月始感胎动，未定时产检，于 1 h 间前无明显诱因出现阴道流血，量约 100 mL，无腹痛，无阴道流水，自觉胎动正常，门诊以"阴道流血原因待查：前置胎盘？"收治入院。近日，孕妇精神、体力、大小便正常。无急慢性传染病、外伤手术史及药物过敏史。婚育史：结婚 8 年，1-0-1-1。于 2010 年药物流产一次，2012 年顺娩一女婴，配偶及女儿健康。

入院查体：T 36.2℃，P 84 次/分，R 18 次/分，BP 100/60 mmHg。产科检查：腹围 93 cm，宫高 29 cm，LOA，未入盆，无宫缩，胎心 140 次/分，未行肛查。骨盆外径测量（25—26—20—9）cm。胎心监护 NST（－），检查评分 10 分。内裤可见血迹，约 100 mL。

孕妇小学文化，务农，对病情不了解、不重视。

辅助检查：血常规、凝血全套、肝肾功能，B 超提示宫内单活胎，头位，双顶径 75 mm，股骨长 62 cm，羊水指数 10.0 cm，胎盘后壁，功能 Ⅱ 级，胎盘覆盖范围广，形态不规则，下缘覆盖宫颈内口。

初步诊断：①G_3P_1孕 33 周宫内妊娠（LOA 单活胎）；②中央型前置胎盘。

药物治疗：予 25%硫酸镁静脉滴注；酚磺乙胺止血（详见医嘱）。

（二）模拟情景

现在是 2019 年 11 月 26 日 20：00，你现在是产科病房的值班护士，负责接诊孕妇。

长期医嘱

姓名：<u>安妮</u>　　科室：<u>产科三区</u>　　　床号：<u>1131</u>　　　住院号：<u>124224</u>

开始					停止			
日期	时间	医嘱内容	医师签名	护士签名	日期	时间	医师签名	护士签名
11-26	20：54	按产前护理常规	张强					
11-26	20：54	二级护理	张强					
11-26	20：54	普食	张强					
11-26	20：54	吸氧（半小时）　　bid	张强					
11-26	20：54	听胎心　　　　q4h	张强					
11-26	20：54	持续心电监护　　qd	张强					
11-26	20：54	自计胎动　　　tid	张强					
11-26	20：54	禁肛查	张强					
11-26	20：54	注意阴道出血	张强					

临时医嘱

姓名：安妮　　　科室：产科三区　　　床号：1131　　　住院号：124224

日期	时间	医嘱内容	医师签名	执行 日期	执行 时间	执行护士
11-26	20：54	急诊成人血常规	张强			
11-26	20：54	急诊凝血四项	张强			
11-26	20：54	急诊 D-二聚体	张强			
11-26	20：54	急诊生化	张强			
11-26	20：54	C-反应蛋白	张强			
11-26	20：54	降钙素原检测	张强			
11-26	20：54	产前检查	张强			
11-26	20：54	胎心监护	张强			
11-26	20：54	0.9％氯化钠注射液　100 mL 25％硫酸镁注射液 5 g 静脉滴注　30 min 滴完	张强			
11-26	20：54	0.9％氯化钠注射液 500 mL 25％硫酸镁注射液 10 g 静脉滴注　速度每小时 1.5 g	张强			
11-26	20：54	5％葡萄糖注射液　500 mL 酚磺乙胺 0.75 g 维生素 C 2.0 g 静脉滴注　速度每小时 1.5 g	张强			

（李　琰）

参考文献

［1］安力彬，陆虹．妇产科护理学［M］.6版．北京：人民卫生出版社，2017.

［2］余艳红，陈叙．助产学［M］.北京：人民卫生出版社，2017.

［3］李从业．实用产科护理［M］.6版．台北：华杏出版机构，2012.

［4］谢幸，苟文丽．妇产科学［M］.9版．北京：人民卫生出版社，2018.

［5］谢幸，苟文丽．妇产科学（数字教材）［M］.8版．北京：人民卫生出版社，2015.

［6］姜梅．助产士规范化培训教材［M］.北京：人民卫生出版社，2017.

［7］徐鑫芬．妇产科护理手册［M］.北京：人民卫生出版社，2016.

［8］陈晓莉．妇产科护理技术［M］.北京：人民卫生出版社，2011.

［9］金庆跃，许红．妇产科护理技术实训［M］.北京：人民军医出版社，2015.

［10］顾平，马常兰，许红．妇产科护理学实训指导［M］.湖北：华中科技大学出版社，2016.

［11］茅清，李丽琼．妇产科学［M］.7版．北京：人民卫生出版社，2014.